Heinrich Zeeden

Alphatechniken in der Homöopathie

Haftungsausschluss und allgemeiner Hinweis zu medizinischen Themen

Der Inhalt dieses Buches ist ausschließlich zu Informationszwecken bestimmt. Er richtet sich an Heilpraktiker, Ärzte, an alle Personen im medizinischen Berufen, Psychotherapeuten, Tierärzte, Zahnärzte, Tierheilpraktiker, Tiertherapeuten und medizinische Laien und alle übrigen Personen, die an den Themen Naturheilkunde und Homöopathie interessiert sind.

Alle gesundheitsbezogenen Ratschläge, die in diesem Buch zu lesen sind, wurden mit bestem Wissen und Gewissen und großer Sorgfalt erstellt.

Wie jede Wissenschaft ist die Naturheilkunde ständigen Entwicklungen unterworfen. Forschungen und klinische Erfahrungen erweitern unsere Kenntnisse, insbesondere was Behandlungen und medikamentöse Therapie anbelangt. Soweit in diesem Buch eine Dosierung oder eine Applikation erwähnt wird, darf der Leser zwar darauf vertrauen, dass Autor und Verlag große Sorgfalt darauf verwandt haben, dass diese Angaben dem Wissensstand der Fertigstellung des Werkes entspricht, aber für Angaben über Dosierungsanweisungen und Applikationsformen kann vom Autor und Verlag jedoch keine Gewähr übernommen werden. Ggf. müssen Dosierung und homöopathische Potenz in jedem einzelnen Fall ausgetestet werden.

Alle angegebenen Dosierungen und Applikationsformen wurden mit großer Sorgfalt nach dem derzeitigen Wissensstand angegeben und beruhen, sofern vorhanden, auf wissenschaftlichen Erkenntnissen. Sind keine wissenschaftlichen Informationen über bestimmte Verfahren verfügbar, beruhen die Empfehlungen auf Erfahrungen.
Die Informationen in diesem Buch können und sollen selbstverständlich keinen Arzt, Heilpraktiker oder Apotheker ersetzen. Medizinische Laien sollten nicht versuchen, jede auftretende oder bestehende Erkrankung selbst zu diagnostizieren und zu heilen.

Die Nutzung dieses Buches erfolgt auf eigene Gefahr und auf eigenes Risiko. Jede Dosierung oder Applikation erfolgt auf eigene Gefahr des Nutzers. Für Schäden oder Unannehmlichkeiten jeglicher Art, die durch den Gebrauch oder Missbrauch der hier zur Verfügung gestellten Informationen entstehen, kann der Autor weder direkt noch indirekt zur Verantwortung gezogen werden. Autoren und Verlag appellieren an jeden Benutzer, auffallende Ungenauigkeiten in diesem Buch dem Verlag mitzuteilen. Geschützte Warennamen werden nicht immer besonders kenntlich gemacht. Aus dem Fehlen eines solchen Hinweises kann also nicht geschlossen werden, dass es sich um einen freien Warennamen handelt.

Hinweis im Sinne des § 3 HWG

Bei den hier vorgestellten Methoden handelt es sich um Verfahren der alternativen Medizin, die naturwissenschaftlich-schulmedizinisch weder nachgewiesen noch anerkannt sind. Die genannten feinstofflichen Methoden sind wissenschaftlich in Deutschland noch nicht anerkannt. Sie werden von der Schulmedizin als nicht notwendig eingestuft, da sie die Existenz der Feinstofflichkeit ablehnt.

Die Kinesiologie gehört seit 50 Jahren zu den weltweit bewährten Beratungsmethoden. Ähnlich wie die Homöopathie, die Akupunktur und andere Verfahren der alternativen Methoden gilt sie schulmedizinisch noch nicht als wissenschaftlich allgemein anerkannt.

Alphatechniken
in der Homöopathie

Poelring 26, 23560 Lübeck

Umschlaggestaltung: Heinrich Zeeden

Bildnachweis:
© Sobotta - Becher, Atlas der Anatomie des Menschen,
Urban und Schwarzenberg, München.
Bildgestaltung: Johanna Meyer.

Bibliografische Information der Deutschen Nationalbibliothek:
Die Deutsche Nationalbibliothek verzeichnet diese Publikation in der
Deutschen Nationalbibliografie; detaillierte bibliografische Daten sind im
Internet über dnb.dnb.de abrufbar.

ISBN 978-3-933036-41-4

Gesamtherstellung: ctv-verlag.de

Neue Bücher von Heinrich Zeeden:
ctv-verlag.de/buecher/buecher-von-heinrich-zeeden

Kontaktadresse Produktsicherheit:
ctv - carsten tomkewicz verlag, Henriette-Hirschfeld-Str. 11, 23562 Lübeck
Telefon: 0451-7062772, E-Mail: info@ctv-verlag.de, Internet: www.ctv-verlag.de
Ansprechpartner: Carsten Tomkewicz

Auflagennummer: alphatechniken-2026-08

Dieses Buch ist
Renate Lietz

gewidmet, bei der ich den ersten Alphakurs 2007
durchführen konnte.

Gleichzeitig widme ich dieses Buch
allen Dozenten in der HOM KIN Akademie,
die unter anderem auch die Alphatechniken
unterrichten.

Hierzu gehören:

Christian Bormann
Karoline Grix
Ulrike Ströbele
Deborah Wolff

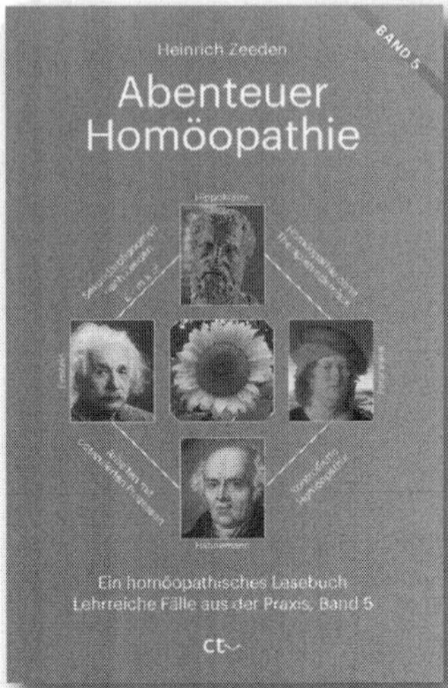
Heinrich Zeeden
BAND 5
Abenteuer Homöopathie
Ein homöopathisches Lesebuch
Lehrreiche Fälle aus der Praxis, Band 5
ct

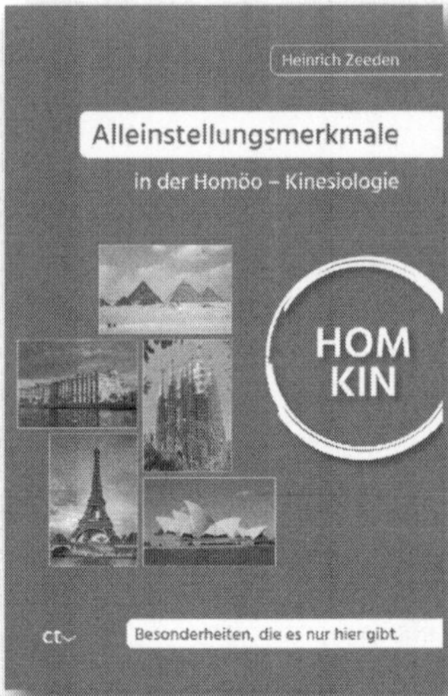
Heinrich Zeeden
Alleinstellungsmerkmale
in der Homöo – Kinesiologie
HOM
KIN
ct
Besonderheiten, die es nur hier gibt.

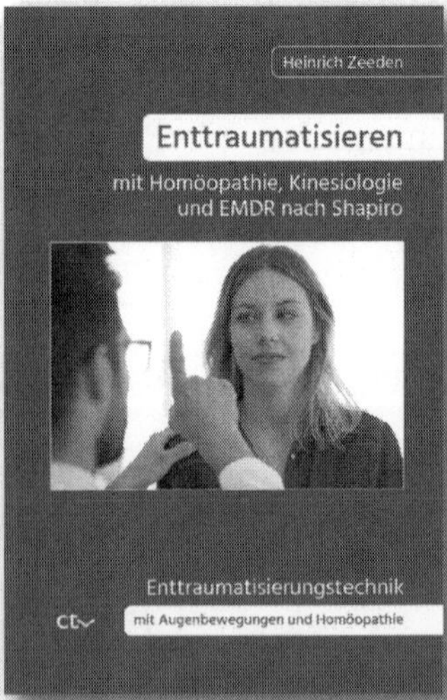
Heinrich Zeeden
Enttraumatisieren
mit Homöopathie, Kinesiologie und EMDR nach Shapiro
Enttraumatisierungstechnik
ct
mit Augenbewegungen und Homöopathie

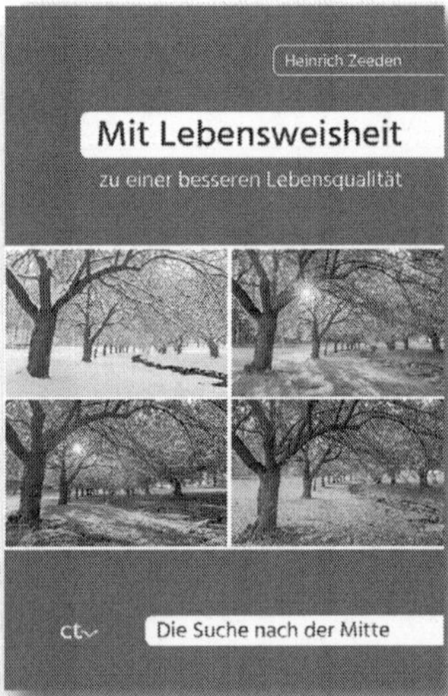
Heinrich Zeeden
Mit Lebensweisheit
zu einer besseren Lebensqualität
ct
Die Suche nach der Mitte

2023 bis 2025 erschienen:

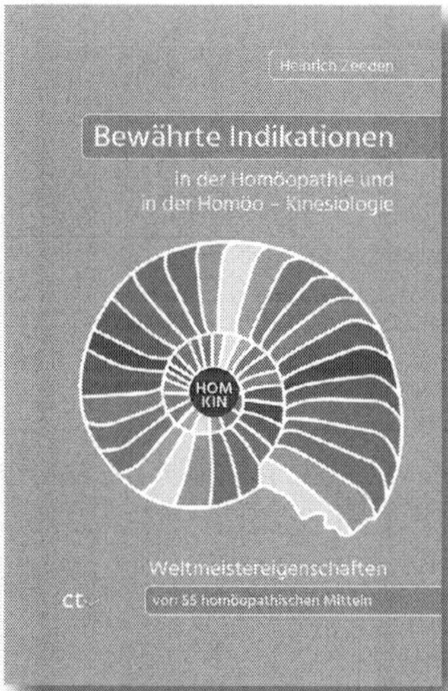

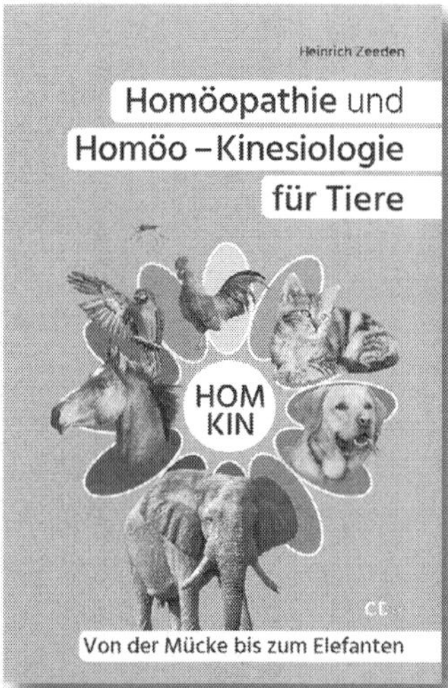

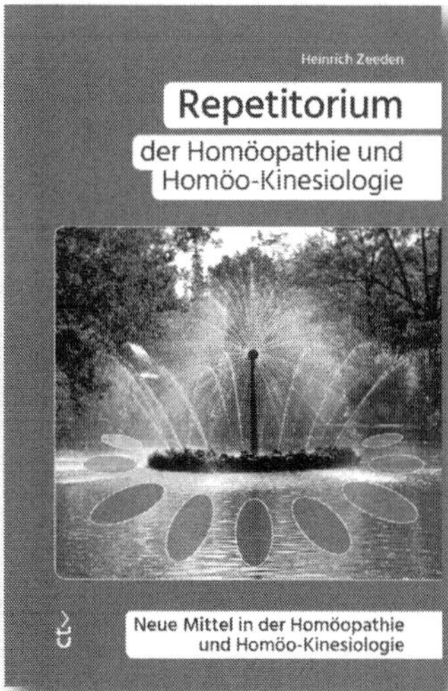

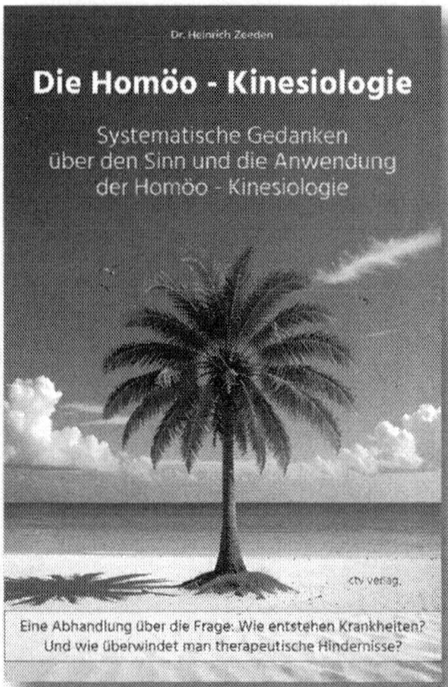

Vorwort

„Jede hinreichend fortschrittliche Technologie ist von Magie nicht zu unterscheiden."

Dieses dritte „Gesetz" von Arthur C. Clarke, erstmals formuliert 1962 in seinem Werk Profile der Zukunft – Über die Grenzen des Möglichen, hat sich zu einem viel zitierten Leitgedanken entwickelt. Die Arbeiten von Dr. Heinrich Zeeden lassen sich vor diesem Hintergrund als ein Versuch verstehen, bislang wenig systematisierte Erfahrungsbereiche methodisch zu erfassen und therapeutisch nutzbar zu machen.

Seit jeher existieren Erfahrungsphänomene, die sich einer rein naturwissenschaftlich-kausalen Erklärung entziehen und dennoch wiederholt beschrieben wurden. William Shakespeare brachte dies in Hamlet mit den Worten zum Ausdruck, es gebe „mehr Dinge zwischen Himmel und Erde, als sich unsere Schulweisheit träumen lässt". Zu diesen Phänomenen zählen unter anderem Intuition, Telepathie, Telekinese, Aurafotografie, Berichte über Lichtnahrung sowie Déjà-vu-Erlebnisse. Im allgemeinen Sprachgebrauch werden sie häufig den parapsychologischen oder sogenannten paranormalen Erscheinungen zugeordnet.

Der Schweizer Psychiater Carl Gustav Jung (1875–1961) entwickelte zur theoretischen Einordnung solcher Beobachtungen das Konzept der akausalen Synchronizität. Darunter verstand er zeitlich korrelierende Ereignisse, die nicht über eine direkte Kausalbeziehung miteinander verbunden sind, von den beteiligten Personen jedoch als sinnhaft zusammenhängend interpretiert werden.

Ein wesentliches Verdienst von Dr. Heinrich Zeeden besteht darin, derartige Phänomene systematisch zu beschreiben und in das therapeutische Gesamtkonzept der Homöo-Kinesiologie integriert zu haben. Das vorliegende Buch stellt eine Erweiterung der homöo-kinesiologischen Therapieansätze dar und richtet sich an Therapeutinnen und Therapeuten, die Heilungsprozesse nicht ausschließlich auf körperliche Mechanismen beschränken, sondern auch psychische und geistige Ebenen berücksichtigen.

Der im Buch beschriebene Alpha-Zustand wird dabei als ein veränderter Bewusstseinszustand dargestellt, in dem innere Bilder, Symbole und Wahrnehmungsphänomene vermehrt zugänglich werden. Diese werden als diagnostische und therapeutische Hinweise interpretiert und in die Behandlung einbezogen.

Dem Buch ist eine breite Rezeption zu wünschen. Abschließend sei auf Clarkes zweites Gesetz verwiesen:

„Der einzige Weg, die Grenzen des Möglichen zu finden, besteht darin, ein wenig über sie hinaus in das Unmögliche vorzustoßen."

Erfurt, den 11. Januar 2026
Christian Bormann

Inhaltsverzeichnis

Alphatechniken in der Homöopathie

Teil 1

Mentale Techniken

Zur Heilung über
Vorstellungsmechanismen

Inhaltsverzeichnis - Teil 1

Alphatechniken in der Praxis

Einleitung

Mentale Techniken zur Heilung über Vorstellungsmechanismen

Eine Möglichkeit, einem Patienten Frequenzen zukommen zu lassen, die seine Gefühlswelt und sein vegetatives Nervensystem wieder in Ordnung bringen kann, ist die mentale Übertragung von Energie. In diesem Buch über Alphatechniken wird unter anderem das Konturenmännchen genannt, über das man einem Patienten die Energie von homöopathischen Mitteln übertragen kann.

Da man gleichzeitig visualisiert, was mit der Aura des Patienten passiert, entsteht ein interessanter Kontakt zwischen den Bildern, die man selbst imaginiert und der Phantasie des Beobachters, der intuitiv erkennen kann, was Farben und Formen der Aura zu bedeuten haben. Manchmal mag man einen Pfeil oder einen Speer sehen, der noch in einem Körper steckt und den man herausziehen kann. Manchmal erkennt man auch noch Striemen von Bändern und Seilen, die in einem früheren Leben zum Tod geführt haben mögen.

Hat man Patienten, deren Körperhälften nicht zusammen zu passen scheinen, weil die Verbindung in der Mitte nicht stimmig ist, oder weil es den Eindruck einer schräg verlaufenden Schnittwunde im ganzen Rumpf geben mag, dann hat man für die Therapie keine Anleitung im Lehrbuch, sondern ist gut bedient, wenn man sich den esoterischen Teil dieser Besonderheiten ansehen kann.

Ob dann eher Mittel angezeigt sind, die bei einer Flammenaura Hass und Rachegefühle auflösen sollen, oder ob man bei Erschöpfung die durchsichtige und farblose Aura versucht aufzubauen mit Mitteln wie Energiefeld D 30 oder Auraersatz D 30, muss man anhand des imaginierten Bildes und der eigenen Intuition, dem Bauchgefühl, entscheiden.

Auch hier gilt, wer solche Sitzungen öfters betreibt, bekommt nach und nach Übung, und die Zweifel, ob die Bilder stimmen, die im Therapeuten aufsteigen, verschwinden allmählich und so kommt eine Art experimenteller Sicherheit zustande, die dann auch immer bessere therapeutische Ergebnisse erbringt.

Ich wünsche allen Therapeuten den Mut zur Energiearbeit im mentalen Bereich!

Heinrich Zeeden, 15.01.2026

Der Sinn dieses Buches ist es, Ihre intuitiven Fähigkeiten in den Dienst der Diagnostik und Therapie zu stellen.
Hierzu ist es gut, wenn Sie sich mental auf innere Reinheit und Klarheit einstellen. Intuition wird durch Versteckspiel, Vorgaukeln, Verdrängen, Verheimlichen, eben alle Verstellungen blockiert. Aus diesem Grunde kann man die intuitiven Fähigkeiten auch nicht lernen wie das Lesen und Schreiben, sondern es ist eine Fähigkeit, die mit dem Entwicklungsstand der Persönlichkeit korreliert. Trotzdem kann man das, was da ist, trainieren, offen legen, entdecken und nutzen. Genau das werden wir durch das Lesen dieses Buches machen. Seien Sie nicht enttäuscht darüber, wenn die Übungen nicht gleich klappen. Übung macht den Meister. Kommen Bilder, die Sie nicht glauben wollen, weil Sie meinen, „alles ist doch nur Zufall", dann nehmen Sie für die Zeit der Übungen an, Ihre Intuition könnte einen Teil der Realität abbilden. Bis die Zweifel fallen, kann es Jahre dauern. Unser innerer Saboteur ist immer präsent und versucht, uns unsere Fähigkeiten auszureden oder zunichte zu machen. Konzentrieren Sie sich auf die Öffnung Ihrer innere Blume, die Sie sich vor dem Nabel vorstellen können, und trainieren Sie zunächst, diese Blume zu öffnen und zu schließen.

Stellen Sie sich Ihre Lieblingsblume oder eine Lotusblüte vor. Diese visualisieren Sie vor dem Nabel, vor dem Sonnengeflecht, also vor Ihrer vegetativen Zentrale. Hier stellen Sie sich diese Blume zunächst geschlossen vor. Öffnen Sie sie langsam und bewusst. Stellen Sie sich den Vorgang genau und exakt vor, bis die Blume auf ist. Anschließend machen Sie sie wieder zu.

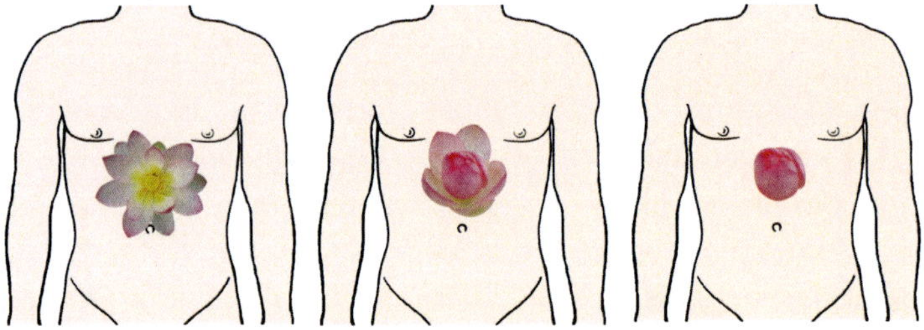

Wenn wir visualisieren, nutzen wir eine besondere Frequenz von Gehirnwellen, die Alphawellen. Daher heißt das Buch auch Alpha Techniken. Es sind also nicht die Alphamännchen gemeint, die Führungspositionen übernehmen, sondern Gehirnwellen, die uns Informationen geben, die jenseits unserer fünf Sinne liegen.

Wenn jemand übersensibel ist, wenn sein Sonnengeflecht offen steht wie ein Scheunentor, dann muss diese Sensitivität erst einmal unter Kontrolle gebracht werden, um einen gewissen Selbstschutz zu erreichen. Wer seine Blume aus welchen Gründen auch immer nicht schließen oder öffnen kann, wird von diesen Anweisungen nur teilweise profitieren. Er kann sich dann im ersten Fall den starken Eindrücken nicht entziehen, oder er kommt nicht in die sensitive Phase hinein. Für diesen Fall ist diese Schutzübung besonders wichtig.

Diese kann durch einen Stirnstrich oder Globuli mit dem Mittel Schutz Komplex Z unterstützt werden.

Von den vielen Besonderheiten, die es auf unserer Welt gibt, die sich nicht rational erklären lassen, wollen wir nicht alles erleben, was es gibt, sondern wir wollen ganz gezielt unsere Fähigkeiten darauf richten, krankhafte Zustände von Patienten mit einem weiteren System zu erfassen, um die gefundenen Störungen ggf. auch beheben zu können. Auch wenn wir nicht alle medizinisch gebildet sind, lassen sich oft Lösungen jenseits der konventionelle Medizin finden, die jedem zugänglich sind. Es bedarf bei der Visualisation nur der inneren Reinheit, um therapeutisch agieren zu können.

Einige Grundbegriffe möchte ich Ihnen zu Beginn präsentieren, damit wir die gleiche Sprache sprechen.

Alphawellen

Alphawellen sind niederfrequente Wellen mit einer Frequenz von 7,54Hz.
Niederfrequente Wellen stehen in Resonanz zur mentalen Intuition. Alle verschiedenen Bewusstseinszustände, wie Traumphasen, Wachbewusstsein und Tiefschlaf, haben unterschiedliche Frequenzen.

Die Intuition

Unter Intuition verstehen wir im allgemeinen Gedanken oder Eingaben, welche auf unserem Unterbewusstsein beruhen und ohne Nachdenken zustande kommen. Intuitive Gedankenblitze, Bauchgefühle oder Ideen lassen sich nicht rational erklären.

Intuition kann als eine Funktion oder Vorgang verstanden werden, bei dem wir in kürzester Zeit alle möglichen Eindrücke und Phantasien zu einem Bild über die Wirklichkeit komponieren. Ursprünglich aus dem lateinischen intueri (lateinisch = anschauen, betrachten und erkennen) abgeleitet, steht Intuition für ein spontanes, ganzheitliches Erkennen oder Wahrnehmen.
Wir sehen, fühlen und hören in der dreidimensionalen Welt.

Die vierte Dimension ist für mich jene Dimension, in der die Telepathie stattfindet, in der also Ereignisse keine zeitliche oder räumlich Begrenzung mehr haben.

C. G. Jung beschreibt in seiner Autobiografie „Gedanken, Träume und Erinnerungen" Erfahrungen aus der vierten Dimension, die er hatte, nachdem er einen Herzinfarkt erlitten hatte. Hier bekam er Zugang zu einer höheren spirituellen Welt, die sehr eindrucksvoll beschrieben wird.

Die Ethik in der mentalen Ebene

Wir können nur dann etwas erreichen, wenn wir lautere und saubere Absichten haben, die uns und allen nützen. Wenn wir etwas wünschen, das anderen schadet, dürfen wir nicht in den mentalen Bereich gehen. Genau genommen müssen wir immer vorher fragen, ob das, was wir tun wollen, vom System erlaubt ist oder nicht. Dazu können wir ein Pendel oder einen Tensor verwenden, aber auch den kinesiologischen Test.

Bekommen wir keine Erlaubnis für Diagnose, Therapie oder anderweitige Hilfestellung, verzichten wir auf einen Therapieversuch.

Grundsätzlich darf nur mental gearbeitet werden, wenn sicher gestellt ist, dass unser Tun dem Einzelnen und der Gesamtheit zum besten dient.
Alles andere, negative Absichten, Wünsche und destruktive Gedanken sind schwarze Magie.

Beispiel: Milarepa
Einer der fünf großen herausragenden tibetischen erleuchteten Lehrer (Tilopa, Naropa, Marpa, Milarepa und Gampopa) vor tausend Jahren war Milarepa, ein Schüler von Marpa, „dem Übersetzer" und Lehrer von Gampopa. Milarepas Biografie ist drastisch. Sein Vater starb früh, ein Onkel heiratete seine Mutter, enthielt ihnen aber alles vor, was zum täglichen Leben notwendig war. Milarepa war sehr zornig über diesen Geiz und die Bevormundung, sodass er beschloss, schwarze Magie zu betreiben. Er wollte seinen Onkel töten. Bei einer Hochzeitsfeier ließ er über ein magisches Diagramm ein Blitzgewitter aufziehen, das das Haus zum Einsturz brachte, in dem gefeiert wurde. Alle 35 Gäste und das Ehepaar wurden unter den schweren Steinen des zusammengebrochenen Daches getötet. Milarepa hatte seine Rache bekommen, kam aber auf den richtigen Weg und suchte nach Unterweisung. Nach vielen Jahren des Hausbaus von vier Häusern für seinen Lehrer Marpa erhielt er endlich den Unterricht und kam über intensive Meditation zur Erleuchtung. Die Lieder, die er komponiert hatte, wurden bis ins 20. Jahrhundert in Tibet gesungen. Er gilt als Tibets größter Dichter. Eine ausführliche und gut geschriebene Biografie gibt es von Evans – Wentz.

Gegenseitiges Verständnis

Gegenseitiges Verständnis gehört zur Grundausrüstung des Menschen und darf ungefragt gefördert und hergestellt werden.
Hierzu kann man beispielsweise einen Raum mental vorbereiten und mit guter Aura, Regenbögen und Kerzen füllen. Ebenso kann man Regenbögen untereinander von Solarplexus zu Solarplexus herstellen, damit sich Menschen untereinander besser verstehen.
Warum versagen Schüler bei Prüfungen? Falls es nicht daran liegt, das der Stoff nicht gelernt wurde, scheint mir die Haupthürde zu sein, dass der Schüler nicht versteht, was der Lehrer wissen möchte, oder der Lehrer nicht versteht, was der Schüler genau sagen möchte. Ich denke, neben dem fachlichen Unwissen gibt es häufig Missverständnisse, die dann zum Desaster führen. Das Gleiche gilt auch für ganz normale Klasenarbeiten, bei der über die Formulierung im Text die Fragestellung erkannt werden muss, wenn die Lösung gefunden werden soll.
Aus diesem Grund lohnt es sich, das gegenseitige Verständnis, die Intuition, was möchte der andere genau wissen oder hören, zu stärken und zu kultivieren.

Magnetismus

Magnetisieren nennt man eine Technik, mit den Händen über den Körper eines Kranken zu streichen, ohne ihn dabei zu berühren. Dabei kommt es zu einer energetischen Interaktion, die in mehrere Richtungen gehen kann. Der Kranke kann Energie aus dem Therapeuten herauszapfen, auch wenn er selbst das nicht will. Sie können dem Kranken Energie abzapfen und ihn damit noch kränker machen.

Diese Energieströme gehen dann vor sich, wenn Sie versuchen, mit Ihrer eigenen Kraft zu heilen, wenn Sie mit dem Ego etwas bewegen wollen. Das sollten Sie unbedingt vermeiden, denn Sie wollen keinen persönlichen, sondern einen überpersönlichen Energieaustausch herbeiführen. Dazu benötigen Sie eine Egolosigkeit.

Sie klappen also Ihr Ego weg wie den Spiegel einer Spiegelreflexkamera und lassen das Licht des Kosmos durch Sie hindurchströmen, um es dort verfügbar zu machen, wo es benötigt wird.
Die innere Haltung ist also demütig, Sie erhalten etwas, das Sie nicht gemacht haben, ein Geschenk, und Sie geben dieses Geschenk weiter, ohne an ihm hängen zu bleiben, oder auch ohne den bedauernden Gedanken, diese Energie hätte ich so gerne für mich selbst.
Die Haltung ist also selbstlos und egolos. Sie klappen Ihr Ego weg, und Sie empfangen selbstlos Energie, die Sie selbstlos weitergeben.

Erste Übung zum Magnetisieren
Halten Sie Ihre Handflächen einmal gegeneinander und spüren Sie, was sich in diesem biologischen Kondensator abspielt. Wärme? Hitze? Kälte? Was passiert, wenn Sie Ihre Hände langsam auseinander ziehen? Gehen Sie mit den Handflächen langsam vor Ihre beiden Ohren, und sehen Sie, was Sie dort empfinden. Gehen Sie mit den Handflächen wieder vor Ihr Gesicht und spüren Sie, was passiert.
Wenn Sie die Resonanzwärme gut spüren, gehen Sie wieder in die Entspannung zurück.

Zweite Übung zum Magnetisieren
Wenden Sie sich Ihrem Nachbarn zu und halten Sie Ihre Handflächen wieder gegeneinander. Spüren Sie die Resonanz, die entsteht. Spüren Sie den Unterschied zu dem, was Sie vorher bei Ihren eigenen Händen erlebt haben.
Also, Sie haben gespürt, dass die Körpertemperatur sich dazu eignet, etwas zu spüren, das mit Energie zu tun hat. Wärme ist Energie, und Sie können jeden kranken Menschen auf seine Hauttemperatur untersuchen, indem Sie die Hand auf die Haut legen oder mit den Händen über die Haut hinwegstreichen. Kälte bedeutet immer Mangel an Energie, Hitze bedeutet oft ein Zuviel an Energie. Der Ausgleich wäre dann die goldene Mitte, die meistens mit Gesundheit korrespondiert.

Visualisation

Bei der Visualisation kommt es darauf an, dass wir uns zunächst Dinge vorstellen können, die wir schon kennen. Eine Kerze, ein Bild, etwas Konkretes.
Hier werden wir üben zu visualisieren, also bei geschlossenen Augen innerlich etwas zu sehen, um unsere innere Schau zu üben.
Dieses innere Sehen ist sehr wertvoll, da wir hiermit diagnostische und therapeutisch Aktionen durchführen können.

Visualisation kommt von dem lateinischen Wort videre = sehen, es bedeutet schauen, nach innen schauen, in sich etwas sehen, das man sich vorstellt. Imaginieren kommt von lateinisch imago = Bild, es bedeutet, sich innerlich ein Bild vorzustellen. Sie kennen den Wortstamm des eingedeutschten englischen Wortes Image = das Bild, das andere von uns haben sollen.

Die meisten von uns kenne ihre Eltern persönlich, auch wenn sie jetzt schon gestorben sind. Diejenigen, die ihre Eltern nie gesehen oder gekannt haben, können trotzdem mitmachen und versuchen, sich ihre Eltern vorzustellen.

Erste Übung zur Visualisation

Schließen Sie die Augen und stellen Sie sich Ihre Mutter vor. Versuchen Sie, sich nicht anzustrengen, auch wenn Ihnen nicht gleich ein geeignetes Bild vor das Innere Auge kommt. Denken Sie einfach „Mutter" und warten Sie, welches Bild sich einstellt. Lassen Sie sich von Ihrem Unterbewussten helfen bei der Auswahl des Bildes.

Wenn Sie ein Bild haben, versuchen Sie, es einige Zeit festzuhalten. Es wird nach rechts und links ausweichen, oder verschwimmen, stellen Sie es dann wieder scharf und holen Sie es wieder in die Mitte. Ein mühsamer Vorgang, bei dem Sie sich konzentrieren müssen.

Gehen Sie zu Ihrem Vater und stellen Sie sich Ihren Vater vor. Wenn Sie einen Film haben, versuchen Sie ihn anzuhalten, damit Sie eine ruhiges Bild bekommen. Betrachten Sie das Bild Ihres Vaters.
Wenn Sie Ihren Vater nicht persönlich kennen, nehmen Sie ein Bild von ihm oder eine Fotografie.

Jetzt gehen Sie einen Schritt weiter.
Fühlen Sie in sich hinein, was Sie empfinden, wenn Sie Ihren Vater ansehen.
Fühlen Sie in sich hinein, was Sie empfinden, wenn Sie Ihre Mutter ansehen.
Wenn Sie ein Bild innerlich oder auch äußerlich ansehen, stellt sich immer eine Empfindung ein.

Zweite Übung zur Visualisation

Stellen Sie sich eine schwarze Tafel vor, die Sie mit weißer Kreide beschriften.

Malen Sie ein Konturenmännchen auf die Tafel, also den Umriß eines Menschen. Nehmen Sie zwei Kugeln und vier Zylinder, das genügt.

Schreiben Sie jetzt in Ihrer Vorstellung Ihren eigenen Namen über dieses Konturenmännchen. Damit ist die Zuordnung und die Analogie vorgegeben. Sie haben jetzt ein Alter Ego geschaffen, eine zweite Figur, die der Ihren ähnlich ist, einfach, weil sie das Hauptmerkmal von Ihnen trägt, Ihren Namen.

Stellen Sie sich jetzt vor, dass Sie über ein bestimmtes Thema von sich Bescheid wissen wollen.

Wenn Sie über Ihre aktuelle Stimmung Bescheid wissen wollen, dann schreiben Sie in Gedanken rechts neben das Männchen den Begriff Befindlichkeit.

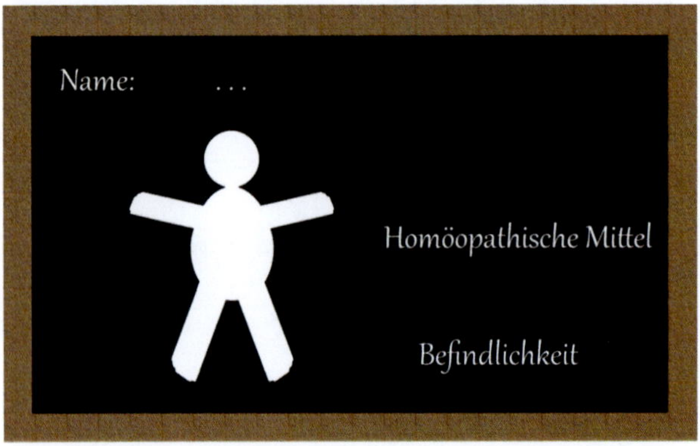

Warten Sie jetzt, ob etwas passiert. Da das Innere des Konturenmännchens frei von Farbe ist – Sie können einen weißen oder schwarzen Hintergrund wählen, kann es passieren, dass irgendwo Farben aufleuchten, konstant oder in einem langsamen Fluss. Sehen sie hin, ob es Veränderungen im Kopf, im Bereich des Herzens oder sonst wo gibt.

Sehen Sie sich die Farbe genau an. Ist es gelb, grün, blau, rot? Und ist die Farbe leuchtend, oder matt? Und sind die Konturen scharf oder verschwommen?
Auch wenn Sie jetzt nicht sofort Farben sehen, so haben Sie doch den Weg gewählt, wie sie in Ihr Inneres hineinsehen können, wie durch ein Fenster.

Dritte Übung zur Visualisation, die Fantasiereise
Wenn Sie mit der Technik des Katathymen Bilderlebens vertraut sind, kennen Sie die Phantasiereise in Ihr Inneres.
Sie sitzen auf einer Bank, sehen auf eine Blumenwiese, betrachten die Blumen wie durch ein Mikroskop, sehen dann nach dem Himmel, dem Wetter, der Jahreszeit, der Tageszeit und der Temperatur. Gehen dann über eine Brücke über einen Bach, dem Sie stromaufwärts folgen. Sie kommen dann zu einem Quellbecken, in das Sie eintauchen können.
Anschließend gelangen Sie in eine Höhle, in der sie sich niederlassen. Betrachten Sie die Höhle ganz genau, Größe, Breite, Decke, Boden, Lichteinfall, Feuchtigkeit, Temperatur, und weitere Gänge und Verzweigungen.
Dort können Sie eine Art Dia-Leinwand aufstellen, auf der sie ebenfalls ein Foto von sich selbst projizieren können.
Geben Sie dann ein bestimmtes Thema vor, wie vorhin das Stichwort „Befindlichkeit“, dann sehen Sie, was sich alles ändert. Im jetzigen Beispiel können sie zum Beispiel das Stichwort „Selbstverwirklichung“ geben. Dann sehen Sie, was passiert. Erwarten Sie nichts, sondern beobachten Sie alles, als ob Sie der Träumer wären, und das Bild Ihr eigener Traum, der eine gewissen Selbständigkeit hat und von Ihnen nicht beeinflusst wird.

Vorbereitende Übungen

Es ist wichtig, dass Sie Ihren Geist und Ihren Körper in eine Übereinstimmung bringen, bevor Sie mentale Techniken anwenden. Nur in dieser Kongruenz lässt sich die spirituelle Wirklichkeit in Bildern fassen. Sind Sie schlechter Laune, misstrauisch, skeptisch, ungläubig, oder sonst missgestimmt, werden sich kaum richtige Bilder einstellen.

Wenn Sie nicht gut drauf sind, ist es besonders wichtig, harmonisierende Übungen durchzuführen.

Hierfür eignet sich nach meiner Erfahrung die Tai Chi Übung Himmel und Erde, die weiter unten erklärt wird.

Beispiel für Visualisation: Gehaltserhöhung

Als ich eine 24 jährige Frau wegen rheumatischer Schmerzen im Februar 2001 behandelt habe, stellte sich bei der zweiten Konsultation heraus, dass sie bereits schmerzfrei war. Wir hatten also eine halbe Stunde Zeit für alles, was wir wollten. Ich fragte sie, ob sie einen Wunsch hätte.

– Im Märchen sind es immer drei Wünsche, aber hier sind wir im Leben und haben erst einmal mit einem Wunsch angefangen. –

Sie sagte, sie würde im Juni eine Gehaltserhöhung erwarten, und sie befürchtete, dass diese geringer ausfallen würde, als sie es sich wünschen würde.

Haben wir Einfluss auf diese Situation, oder nicht?

Also, wir haben die Kräfte gebündelt und in den Dienst unserer Sache gestellt.

Wir haben uns vorgestellt, wie die Verhandlung im Juni abläuft. Wir habe sie visualisiert.

Erst der Raum, dann der Gesprächspartner.

Zunächst baut man eine emotionale Beziehung zu dem Gesprächspartner auf: man stellt sich einen Regenbogen vor, der von Nabel zu Nabel läuft.

Kann man diesen farbigen Bogen sehen oder spüren, kann man verhandeln.
Man stellt sich die Verhandlung genau vor. Der Kollege fragt: wie viel wollen Sie denn haben?
An dieser Stelle habe ich kurz unterbrochen und die Patientin gebeten, genau nachzudenken, wie viel sie haben möchte und dann diese Zahl klar und deutlich auszusprechen, mit etwas überprononcierter Sprache.
Also, sie wollte 800 DM mehr haben statt der erwarteten 500 DM.
In der Visualisation sagte sie klar und deutlich: ich möchte 800 DM mehr haben.
Man stellt sich dann vor, dass der andere damit einverstanden ist und seine Zustimmung formuliert. Kein Problem, Sie können mit 800 DM mehr ab sofort rechnen.

Sie können sich vorstellen, wie gespannt ich war, im Juni wieder eine Nachricht von dieser Frau zu bekommen.
Sie erzählte dann: Es war sehr merkwürdig. 29 Minuten sprachen wir über alles Mögliche. In der 30., letzten Minute sagte er dann, ach, da ist ja noch ein kleiner Punkt, Ihre Gehaltserhöhung. Wie viel wollen Sie denn haben?
Laut und deutlich sagte sie: 800 DM.
Er: Und warum wollen Sie so viel haben?
Sie: Weil ich es wert bin.
Darauf lachte er schallend und sagte, 800 seien gebongt und sie bekäme noch eine Prämie dazu.
Aha. Es kann also klappen, wenn man vorher genau und präzise visualisiert. Vorbereitung ist wichtig, wenn man nicht durch eine plötzliche Frage überrascht und überrumpelt werden möchte.

Bewerbung

Wenn Sie eine Bewerbung schreiben und unbedingt von einer bestimmten Firma genommen werden wollen, machen Sie das Gleiche. Sie imprägnieren den Brief mit der Botschaft: ich bin der Richtige, mich müssen Sie unbedingt nehmen. Man stellt sich dann den Chef vor, wie er den Brief öffnet, ihn liest und ihm der Gedanke kommt: das ist der Richtige. Natürlich merkt er nichts von der mentalen Manipulation. Aber wenn wir es ernst meinen, können wir unsere Chancen mit dieser Methode deutlich verbessern.

Ungeeignet für Visualisationstechnik: Lotto

Wer träumt nicht davon, Geld zu verdienen, ohne dafür arbeiten zu müssen. Viele von uns denken immer wieder über solche Phantasien nach. Eine gesetzlich erlaubte Möglichkeit, ist Lotto zu spielen und bei einem geringen Einsatz eine höhere Summe zurück zu bekommen. Statistisch ist jedoch bekannt, dass wir bei diesem „Ratespiel" meistens Geld verlieren.

Die mentale Beeinflussung wird vermutlich nicht gehen, wenn wir Lotto spielen, denn wir sind nicht in der Lage, etwas ganz gezielt zu beeinflussen, und wir müssen auch bedenken, dass das Einstreichen von Lottogewinnen das Geld anderer ist, das uns eigentlich nicht gehört, und das wir auch nicht verdient haben. Es ist so eine Art legalisierter Massendiebstahl, eine Art Zwangsumverteilung des Geldes von Einzahlern an Menschen, die ohne Leistung einen Lohn haben wollen. Aus diesem Grunde ist das System ethisch nicht einwandfrei, und damit können wir auch keinen mentalen Einfluss nehmen.

In der Weltliteratur gibt es hierzu eine phantastische Novelle, sehr gut geschrieben, „Pique Dame“ von Alexander Puschkin. Ein notorischer Nicht – Spieler wird zum Spieler, geht interessante Risiken ein und – gewinnt oder verliert? Die Spannung bleibt bis zur letzten Seite.

Konzeptionsgefäß und Lenkergefäß

Zur Harmonisierung und energetischen Stärkung können Sie auch das Konzeptionsgefäß von unten nach oben, also von der Symphyse bis zur Unterlippe mit der Rückseite des Daumennagels entlang streichen.

Anschließend geht es oberhalb der Lippe weiter auf dem Lenkergefäß, auf dem Rücken wechseln Sie die Daumen von rechts nach links und streichen mit dem linken Daumennagel den Rücken hinunter bis zum Steiß.

Wenn Sie das drei Mal hintereinander machen, bekommen Sie das Gefühl, als ob Sie wacher oder präsenter oder stärker hier sind. Es fühlt sich an, als ob Sie mehr Sauerstoff einatmen könnten. Es ist ein gutes Gefühl, um mit einer Therapie zu beginnen.

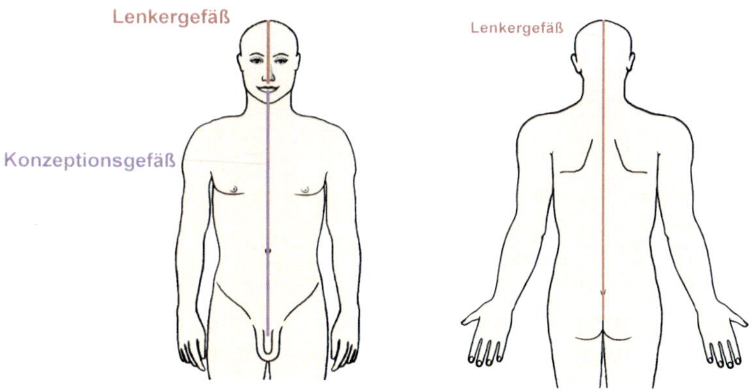

Die Atemübung

Es gibt zahlreiche Atemübungen, die alle zum Ziel haben, den Körper und den Geist zu harmonisieren, die verschiedenen Bausteine des Menschen in möglichst große kongruente Übereinstimmung zu bringen. Die Nomenklatur ist dabei jedes Mal kulturell geprägt.
Die Hunas sagen, wir verbinden durch die Atemtechnik mit Hilfe der Aka Schnur die drei Selbste.
Die Inder versuchen mit Hilfe von Pranayama die innere Ruhe herzustellen.
Im Tai Chi und Qi Gong wird Bewegung und Atmung kombiniert.

Pranayama

Hier wollen wir einmal den Versuch unternehmen, uns mit Pranayama zu harmonisieren.
Mit dem Daumen und den Fingern 3 und 4 der rechten Hand schließen wir von außen erst den linken Nasenflügel, atmen also durch das rechte Nasenloch ein.
Beim Ausatmen wechseln wir die Seite und drücken mit dem rechten Daumen das rechte Nasenloch zu, öffnen das linke und lassen die Luft links ausströmen.
Anschließend atmen wir durch das linke Nasenloch wieder ein und durch das rechte Nasenloch wieder aus.
Wir bemerken dabei, dass immer ein Nasenloch ganz frei ist, während das andere etwas schwerer durchgängig ist. Dieser Zustand wechselt in einigen Minuten rechts und links ab. Es ist eine ganz gewöhnliche physiologische Situation, die niemand bemerken wird, der nicht gerade Pranayama übt.

Tummo

Eine buddhistische Atemtechnik für innere Wärme, inneres Feuer, innere Hitze:
Die Tibeter haben ein eigenes System entwickelt, wie man Hitze erzeugt. Nach einer dreijährigen Klausur, in der man ständig in einem kleinen, geschlossenen Raum übt, wird die Fähigkeit erlangt, durch eine besondere Atemtechnik Hitze im Körper zu erzeugen.
Auf dem Weg von Neu Delhi nach dem Ausgangspunkt für eine Wanderung durch den Himalaya für eine Zanskar – Durchquerung hatte ich eine Nachbarin im Omnibus, der ich die Tummo Atmung beibringen konnte. Ich bat sie, durch das rechte Nasenloch einzuatmen und linksseitig wieder auszuatmen. Hierbei kam es innerhalb von wenigen Minuten zu einer solchen Wärmeentwicklung, dass ich dachte, ich sitze neben einem Ofen. Nach wenigen Minuten war das Ergebnis so präsent, dass wir die Übung wieder beenden konnten. Pranayama hatte durch eine Visualisation zur Tummo Atmung geführt.

Ich selbst habe diese Technik nur einmal ganz gezielt eingesetzt, als ich im Mai 2004 von den Weinbergen des Elsass Richtung Straßburg geradelt bin und wir so schlechtes, nasskaltes regnerisches Wetter hatten, dass meine Finger eiskalt wurden. Handschuhe hatten wir nicht dabei. Ich hatte Angst, ich könnte Erfrierungen davon tragen und dachte, es wäre besser, die Finger mental aufzuwärmen.

Ich führte also die Kanälchenatmung durch und konnte nach einiger Zeit trotz gleichbleibender äußerer Kälte meine Finger so stark aufwärmen, dass sie mittelwarm wurden. Zu dieser Übung bedarf es jedoch einer langen Übung und einer außerordentlichen Konzentration.

Die Kanälchenatmung

Man atmet ein und lässt in die rechte Seite des Gesichts seitlich rechts neben der Nase, etwas über dem Akupunkturpunkt Dickdarm 20 rotes Licht einströmen. Dieses lässt man von dort mit einem Bogen durch den Dreifacherwärmer 22, den Dreifacherwärmer 20 und den Punkt Gallenblase 10 über das rechte Ohr, danach entlang des Blasenmeridians über den Rücken bis an das obere Ende der Po-Ritze (Steiß) und hin zur Wirbelsäule fließen. Von dort atmet man aus und lässt das nun weiße Licht (ab der linken Seite), u-förmig und in Spiegelung zur der rechten Seite, ebenso entlang des Blasenmeridians bis zum Endpunkt seitlich links neben der Nase wieder nach oben fließen.
Während der gesamten rechten Seite atmet man ein, während der linken aus.
Man atmet also zunächst einen Bogen von vorne nach hinten (Nase über Gaumen zur HWS, dann atmet man eine U – förmige Schleife, indem man rechts der Wirbelsäule nach unten atmet, während man auf der anderen Seite vom Steiß zur HWS hinauf atmet, dann kommt der Bogen von der HWS über den Gaumen zum linken Nasenloch.

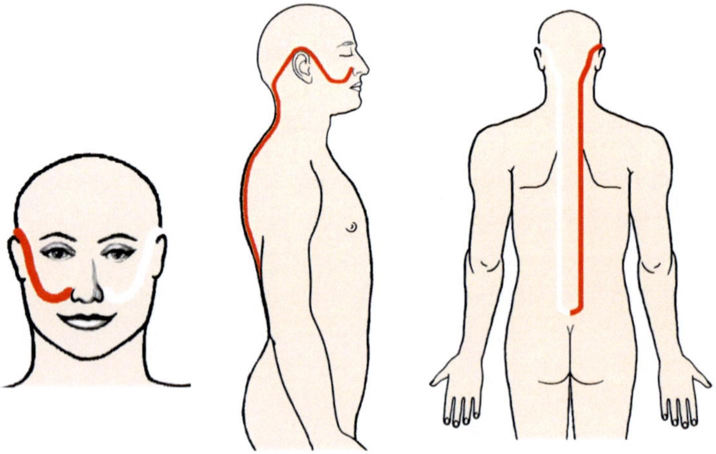

Im Hinduismus wird angenommen, dass die Lebensenergie Prana nicht nur wie die Luft durch die Lungen, also durch die Bronchien und Bronchiolen in die Alveolen strömt, sondern dass es zusätzliche analoge Kanäle gibt, mit denen die inneren Energien des Menschen aufgeladen werden.
Hier werden drei Hauptkanäle angenommen. Ein rechter Kanal ist rot und führt von dem äußeren Nasenflügel über den Gaumen rechts der Wirbelsäule bis zum Steiß, wendet sich dann zur Mitte und läuft dann als weißer Kanal auf der linken Seite genau spiegelbildlich wieder den Rücken hinauf und über den Gaumen zum linken äußeren Nasenflügel. Diese beiden Kanäle heißen Ida und Pingala.
Zusätzlich gibt es noch einen dritten mittleren Kanal, Suschumna, der vom Steiß direkt zum Scheitel läuft, mitten durch die Wirbelsäule, und dabei je nach Zählung etwa 7 Energieknoten durchläuft.
Im Kundalini Yoga wird diese aufsteigende Energie genutzt, um sich vollständig zu reinigen und Erleuchtung zu erlangen. Macht man die Übungen ohne Lehrer, kann es einem gehen wie dem indischen Autor (Govinda, Kundalini), der nach einem einmaligen sehr schönen bewusstseinserweiternden Erlebnis so empfindlich wurde, er keine Speisen mehr vertrug. Auf der Suche nach einem Meditationslehrer oder Heiler musste er feststellen, dass ihn niemand heilen konnte. Auch sein eigener Meditationslehrer und andere Hindulehrer konnten ihm nicht helfen. Zeitlebens litt er unter Nahrungsmittelempfindlichkeiten.
Beim Kundalini Yoga muss man also besonders vorsichtig sein, dass nichts schief geht. Kundalini ist Sanskrit und heißt Schlange. Das soll bedeuten, dass die aufsteigende Energie sich wie in Schlangenlinien nach oben schlängelt. Mit der Hindugöttin Kali hat das nichts zu tun.

Fallgrube bei der mentalen Therapie

Von einem US - Amerikaner Marc habe ich 1979 die Geschichte gehört, dass er in Guatemala einen Jungen von seinen Bauchschmerzen heilen wollte. Er setzte sich dem Jungen gegenüber und nahm seine Schmerzen auf. Plötzlich sprang der Junge auf und lief weg. Er war geheilt. Anschließend hatte jedoch Marc so starke Bauchschmerzen, dass er dachte, er müsse sterben. Letztlich hat er noch einige Tage Bauchschmerzen gehabt, bis er wieder gesund war.

Was lernen wir aus dieser Geschichte?
Wir sollten nicht die Energie in uns selbst aufnehmen, sondern durch uns durch fließen lassen.

Eine ähnliche Geschichte wird in dem Buch Autobiografie eines Yogi von Paramahansa Yogananda mitgeteilt.

Ein Junge hasst einen alten Bettler, weil er ihm auf Geheiß seiner Mutter jeden Tag eine Schale voll Joghurt bringen muss. Er wünscht ihm den Tod. Also gibt er ihm eines Tages vergiftete Speise und hofft, dass der Alte stirbt. Der Alte fragte den Jungen noch, ob die Speise gut wäre. Dieser bejaht mehrfach. Der Alte aß also den Joghurt seelenruhig, und der Knabe wartete vergeblich, dass der Alte sich unwohl fühlen würde. Statt des Alten bekam er jedoch selbst heftigste Bauchschmerzen und entrann nur mühsam dem Tode. Die Mutter flehte den Yogi an, die tödliche Speise aus dem Jungen wieder hinaus zu projizieren, um sein Leben zu retten.

Was lernen wir aus dieser Geschichte? Bei einem hohen Grad der Verwirklichung kann man Energien mühelos übertragen.

Auch aus der Biografie von Buddha ist bekannt, dass der Anhänger eines Gegenspielers Buddha vergiften wollte. Zusätzlich hatte er noch eine Grube gegraben, in die er und seine Schüler fallen sollten, die er zudem reichlichen Mahle eingeladen hatte.
Zunächst befahl Buddha den Schülern, die Grube zu umgehen, dann befahl er seinen Schülern, alle Speisen zu essen. Keiner bekam Vergiftungserscheinungen. Er hatte das Gift mental neutralisiert.
In einem fortgeschrittenen Stadium der geistigen Ruhe kann man offensichtlich anders mit Energien umgehen, als es uns möglich ist. Quelle = Surya Das, tibetische Weisheitsgeschichten.

Himmel und Erde

Eine sehr einfache und wirksame Übung ist die Übung aus dem Qi Gong: Himmel und Erde. Dabei werden die Arme rechts, links und beiderseits angehoben und gesenkt. Bei Anheben wird eingeatmet, beim Senken wird ausgeatmet.
Bei dieser Übung kann man zweierlei bemerken.
Einerseits wird der Geist ruhiger, entspannter, und man harmonisiert sich allmählich.
Zum anderen können Sie zwischen Ihren Handflächen bereits Energie spüren.
Wenn Sie vor dieser Übung die Raumstruktur innerlich betrachten, und nach der Übung diese Betrachtung erneut anstellen, können Sie innerlich wahrnehmen, wie die Energie des Raumes an Ordnung gewinnt.

Akausal heißt wörtlich: ohne Ursache. Hier ist aber gemeint, ohne erkennbare Ursache.

Ein weiteres Beispiel erzählte eine Teilnehmerin aus unserem „positiv gesinnter Kreis“, der am 12.12.2025 in in der Nähe von Mölln stattfand. Sie berichtete von einer Freundin, die jung sterben musste. Sie wünschte sich ihre Lieblingsmusik. Diese wurde also ohne Unterbrechung viele Male mit Hilfe eines Tonbandgerätes abgespielt.

Als ihr Herz stehenblieb, hörte die Musik urplötzlich auf.

Alle Versuche, die Musik wieder zum Klingen zu bringen, scheiterten. Es entstand der Eindruck als ob sich das Gerät weigern würde, die Musik wiederzugeben.

Erst am nächsten Tag war das Gerät wieder „bereit“ und die Musik konnte erneut erklingen.

Heiltechniken aus der Alphawelt

Farbenvorstellung, Lichtheilung

Die Lichtheilung ist eine interessante Methode, um für jeden Menschen eine oberflächliche Störung rasch und effektiv zu beheben und somit gut geeignet, um beispielsweise unterwegs Schmerzen ohne materielle Mittel schnell aufzulösen. Ich selbst hatte Halskratzen, als ich diese Technik an mir selbst erstmals ausprobierte.
Zunächst stellt man sich vor, wie die Störung sich anfühlt und welche Struktur sie haben würde, wenn man sie herausnehmen und sich ansehen könnte, wodurch man sie in die 3. Dimension holt.
Man spürt in die Störung oder den Schmerz hinein: „Es fühlt sich an als ob ...," und gibt ihm eine Form. Beim Kratzen des Halses hatte ich die Vorstellung eines kleinen Ästchens, das im Hals steckt.
Diese Struktur nimmt oder legt man jetzt in die rechte Hand, man stellt sie sich vor, wie sie auf der ausgestreckten Handfläche liegt.

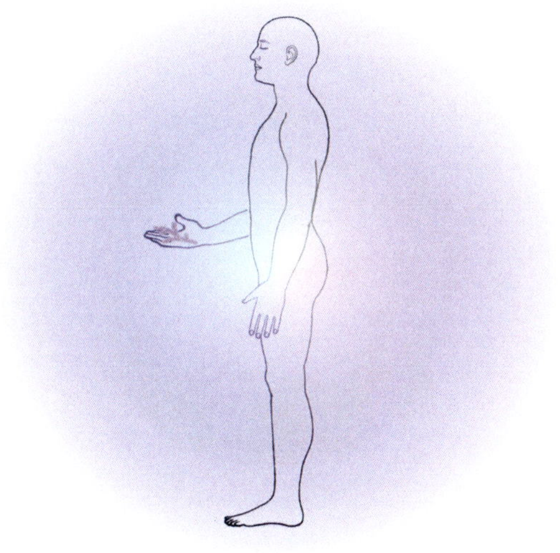

Hat man diese Vorstellung genau realisiert, geht man mit der Hand und dem visualisierten Gegenstand, der Abstraktion des Schmerzerlebens oder der Missempfindung, in einen Raum (z.B. eine Licht-Pyramide) mit dem Licht der eigenen Lieblingsfarbe.
Hat man keine Lieblingsfarbe, nimmt man die nächst beste, die einem sympathisch erscheint.
In diesem Raum voll von monochromatischem Licht lässt man das Licht auch auf die kristallisierte Störung fallen.
Hat in meinem Beispiel der kleine Ast die Farbe des Lichtes angenommen und sich in diesem Licht aufgelöst, spürt man die Störung plötzlich nicht mehr.

Speziell, wenn man Beschwerden hat und auf einer Wanderung nicht inne halten kann, bei Knieschmerzen beim Abstieg von einem Mount Meru zum Beispiel, wie mir das im Jahre 2003 in Tansania passiert war, ist es sehr nützlich, von dieser Technik Gebrauch machen zu können.
Natürlich hält diese mentale Therapie nicht ewig vor, und man muss sie vielleicht im Viertelstundentakt wiederholen. Andererseits befreit sie relativ rasch von Beschwerden. Eine medizinische Abklärung wird hierdurch natürlich nicht überflüssig.

Übung zur Lichtheilung
An dieser Stelle können Sie mit der Lektüre des Buches innehalten und sich einmal vorstellen, dass sich eine Beschwerde in Licht verwandelt.

Wer kann beim Spiel gut verlieren? Wem macht es nichts aus? Wem etwas? Wer kann nur schlecht verlieren? Wer spielt beim Spiel anders als im Leben?
Wer sich nicht VOR dem Spiel genau vornimmt, ich nehme das jetzt so ernst wie mein Leben, und ich bin bereit, alles zu geben, um fair zu spielen, sehr gut zu spielen und zu gewinnen, wird kaum ein Gewinner werden.
Ein Spiel ist das Abbild des Lebens. Wie im Spiel spielen wir auch im Leben.

Die Japaner haben schon in den 60er Jahren bei Vorstellungsgesprächen nicht darauf geachtet, wie die Zeugnisse ausgefallen sind, oder wie viel Erfahrung einer mitbringt, sondern sie haben ihn gefragt, welchen Sport er kann, ihn in eine Mannschaft gesteckt und zugeschaut, wie er sich im Team verhalten hat. Kann er den Ball abgeben? Spielt er richtig zu? Oder muss er in Alleingängen beweisen, dass er der Beste ist? War er teamfähig, wurde er eingestellt, und wenn ihm noch Kenntnisse gefehlt haben, wurde er auf Fortbildungen geschickt.
In den 60er Jahren fand ich das noch absurd, eine Einstellung ohne Rücksicht auf die Vorkenntnisse vorzunehmen.
Was haben die Japaner gemacht?
Sie haben die Persönlichkeit beurteilt und ausgewählt. Wissen kann man sich erwerben, Persönlichkeit nicht. Daher ist dieses System der Auswahl dem System nach Noten weit überlegen.

Bevor wir also etwas unternehmen, das unbedingt gelingen soll, bündeln wir unsere inneren Kräfte und setzen sie im Dienste unseres Vorhabens ein.
Wie bündeln wir unsere Kräfte, und welchen Einfluss können wir auf die scheinbar unbeeinflussbare Umwelt nehmen?

Heilung über die Aura

Will man eine Krankheit grundsätzlich heilen, kann man den Weg über die Begradigung der Aura vornehmen.
Von folgender Vorstellung könnte man ausgehen: Wenn die Aura stimmig oder gesund, also stromlinienförmig (longitudinal) verläuft, d.h. sie ist längs zum Körper gerichtet, und strahlend ist, dann kann sich darunter keine Krankheit halten.
Die Aura kann entweder mit dem Auge, am besten vor hellem Hintergrund ohne Struktur, oder mit der Hand bzw. den fühlenden Fähigkeiten wahrgenommen werden.
Bei einer Störung oder einem Schmerz steht die Aura quer und muss längs gestrichen werden. Dazu wird die Aura mit der Hand, ca. 10 cm über der betroffenen Stelle, in Längsrichtung gespürt und gestrichen. Die Hand darf dabei nicht quer bzw. im rechten Winkel zum Körper sein, sondern sollte ebenfalls längs, mit den Fingerspitzen in Richtung des Kopfes oder der Füsse, gehalten werden. Man kann sich die Hand wie eine Lichtbürste vorstellen, mit der man gleichzeitig die „ungesunden" bzw. gestörten Stellen der Aura erspürt, wieder gerade kämmt und dadurch heilt.
Auf diese Weise hat man gleichzeitig eine Diagnose und Therapie.

Nach der Therapie verspürt der Patient ein Strömungsgefühl oder Kribbeln, und der Schmerz hat nachgelassen oder das Gelenk knackt nicht mehr und lässt sich wesentlich leichter bewegen.
Die Handflächen können ebenso wie die Fingerspitzen Licht- bzw. Energiestrahlen abgeben.
Eine energetische Heilung beispielsweise an der Hand, hat Auswirkungen auf den ganzen Körper. Der Teil steht für das Ganze (lateinisch: Pars pro toto). Die gedankliche Fokussierung ist das Entscheidende für eine erfolgreiche Heilung.

Bei Krebserkrankungen und Rheuma, also Systemerkrankungen kann man nicht alle Hautareale stundenlang bestreichen. Hier würde man versuchen, dem Patienten gute Gedanken einzupflanzen, dann würde sich die Aura wie von selbst in die richtige Linie legen und es käme zu einer Heilung.
Dauerhafte gute Gedanken produzieren ist schwer, da wir alle leicht ablenkbar sind und dabei ein erhebliches Maß an Konzentration aufbringen müssen.
Die einfachste Art, ständig gute Gedanken zu hegen, wäre das Beten. Hier wird als Grundlage der Wunsch nach eigenem Wohlergehen sowie der Wohlfahrt aller anderen gehegt und in verschiedener Weise formuliert.
Beten wäre somit eine sehr einfache Methode, dauerhaft gute Gedanken zu produzieren. Das bedeutet, dass die Aura sich nachhaltig gerade legt und damit eine Heilung ermöglicht.

Eine interessante und spannende Anleitung findet man in dem Buch Aufrichtige Erzählungen eines russischen Pilgers, dessen Autor unbekannt ist. Das Buch wurde 1883 in Kazan veröffentlicht und beinhaltet die Intention des Jesusgebets. Die Herausgabe der Übersetzung besorgte P. Emmanuel Jungclaussen 1974 im Herder Verlag.
Quelle:
https://ramakrishna.de/christentum/russischerpilger.php
Kurzer Link, leichter zu tippen: https://tinyurl.com/k9cevjjk

Die Aura

Herkunft des Begriffes.
Der Begriff Aura leitet sich aus dem Lateinischen ab. Aura heißt Windhauch und Windstoß. Es gibt eine Vers, der lautet:

Nutritur vento vento restinguitur ignis, lenis alit flammas, grandior aura necat.
Das Feuer wird durch den Wind entfacht und ausgeblasen, ein leichter Hauch nährt die Flammen, ein starker Windstoß löscht sie aus.

Mit Aura ist also eine Art Windhauch gemeint, der jedes Lebewesen umgibt und Entsprechungen zu der Vitalität der jeweiligen Person hat.

Drehrichtungen der Aura

Die Rechtsdrehung

Im Rahmen der Homöo – Kinesiologie konnte ich erkennen, dass die Aura sich nicht statisch um den menschlichen Körper „drapiert", ihn also symmetrisch umgibt, sondern dass es innerhalb der Aura eine Drehrichtung gibt, die von links nach rechts geht, wenn man an sich heruntersieht und die Taille betrachtet. Sie geht also von oben nach unten betrachtet im Uhrzeigersinn.
Interessanterweise hat sich herausgestellt, dass ungünstige Umstände, eine „chronisch missliche Situation" wie Mobbing, zu viele Kränkungen und auch Traumata in der Lage sind, diese Richtung umzudrehen. Haben wir eine Linksdrehung in der Aura, kommt es häufig zu einer Therapieresistenz.

Der Patient kann nicht mehr auf medizinische Impulse (Tabletten, Injektionen, Stirnstriche) reagieren und kann seine Symptomatik nicht auflösen, auch wenn die Diagnose stimmt und die Mittel richtig gewählt sind. Hier hilft meistens der Impuls Rechtsdrehung D 1000.

Die Wechseldrehung

Alle inneren Organe wie Leber, Milz, Nieren, Pankreas und die Geschlechtsorgane haben alle ihre eigene Drehrichtung. Da sich diese verschiedenen Drehrichtungen mit einem Wort aber nicht ohne weiteres ausdrücken lassen, habe ich für die „richtige Drehrichtung aller Organe" den Begriff Wechseldrehung gewählt. Bekomme ich bei dem Stichwort Wechseldrehung einen schwachen Arm, dreht eines oder mehrere Organe nicht in der korrekten Bahn. Hierfür gebe ich dann „Wechseldrehung D 1000" und die Organe kommen dann wieder in die richtige Drehrichtung.

Die molekulare Rechtsdrehung D 100.000

Ist eine unverträgliche Speise, ein Getränk oder eine andere Art von Substanz – Schwermetalle wie Amalgam nach einer Amalgamentfernung ohne Kofferdam zum Beispiel - in unseren Magen – Darm – Trakt eingedrungen, die unser System nicht verträgt, können wir annehmen, dass diese „vergiftete Speise" eine Linksdrehung mit sich bringt. Diese können wir, wenn sie von der Leber in Einzelteile aufgespalten wird, mit dem Impuls molekulare Rechtsdrehung D 100.000 nachträglich rechtsdrehend machen, sodass eine allergische Reaktion, Kopfschmerzen, ein Hautausschlag oder ein beginnender Durchfall gestoppt werden kann. Es scheint also neben einer Antigen – Antikörper – Reaktion auch eine molekulare Linksdrehung bei allen Unverträglichkeiten eine Rolle zu spielen.

Die Kraft der Aura

Wissenschaftliche Grundlage, Versuche
Hält man die Hände schützend um ein Reagenzglas, das mit Blut und 1,2 %iger Kochsalzlösung gefüllt ist, kann man das Platzen der Erythrozyten um Stunden hinauszögern, während im Vergleichsglas ohne „manuellen Schutz" alle Erythrozyten nach ca. 3 Stunden geplatzt sind.
Physikalisch biologischer Nachweise der Wirkung von Aura oder guten Gedanken.
Theoretisch könnte das aber auch die Wirkung der Wärme der Hände sein.
Falls man das auseinander halten möchte, kann man den gleichen Versuch mit zwei Heizstrahlern machen, die 32°C Wärme abstrahlen.

Die Aura sichtbar machen

Es gibt mehrere Möglichkeiten die menschliche Aura sichtbar zu machen bzw. zu fotografieren.
1. Kirlianfotografie
2. Colourprint (Elektromagnetischer Fingerspitzendruck)
3. Aurafotografie
Jede der Aufnahmen ist nur eine Momentaufnahme der Aura (Aura – Sichtung), da sie sich ständig ändert.

Kirlianfotografie

Colour plate Fotografie, Aurafotografie

Schon in den 30er Jahren stellte Kirlian in Russland fest, dass man unter Anlegen einer Hochfrequenzspannung elektromagnetische Felder auf Fotoplatten reproduzierbar sichtbar machen kann.

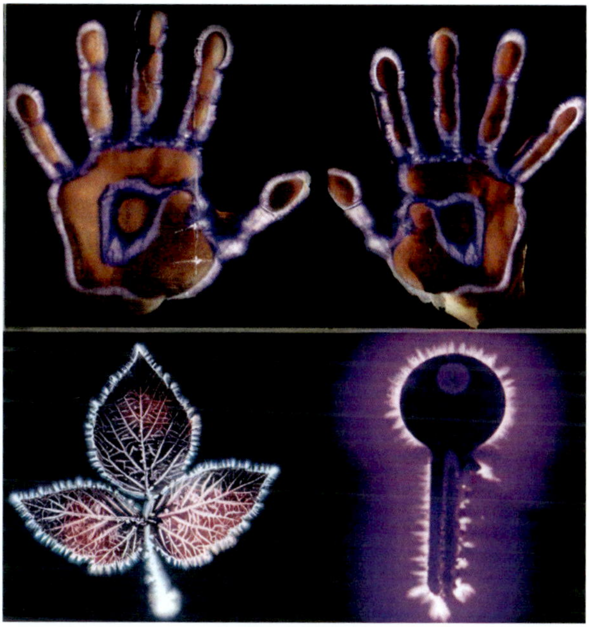

Sie zeigte die Auswirkungen der Aura zwischen zwei Blättern. Dabei kann man feststellen, dass ein gesundes Blatt eines Baumes eine kräftige, harmonisch wirkende Ausstrahlung hat, als ob es leuchten würde.
Schneidet man einen Teil des Blattes ab und fotografiert rasch danach, also ca. 1 bis 3 Minuten nach dem Schnitt, zeigt sich, dass die Aura weiterhin in der alten Form besteht.
Wartet man eine Stunde, dann verändert sich die Aura an der Schnittstelle und schrumpft.
Schließlich wird nur noch der vitale Bereich des Blattes mit der Aura umgeben.
Legt man ein altes abgebrochenes Blatt neben ein gesundes, so sieht man wie das frische Blatt umgehend Energie an das alte Blatt abgibt, wodurch sich dessen geschwächte Aura sofort verändert.

Nach einem Kurs in Würzburg hatte ich die Möglichkeit, bei mehreren Patienten eine Aurafotografie ihrer Fingerspitzen zu machen. Dabei gab es unterschiedliche Energieformen der verschiedenen Finger. Nach dem ersten Foto wurde ein Stirnstrich gemacht, entsprechend der Symptomatik des Patienten. Bei mir selbst hatte ich die Polio Nosode D 30 eingestrichen, weniger wegen eines Symptoms (wie Zahnkaries), sondern mehr aus Neugier, ob die Nosode D 30 eine Änderung der Energie meiner Fingerspitzen bewirken würde. Tatsächlich war ich dann erstaunt, dass eine Fingerkuppe, die vorher überhaupt nicht energetisiert war und in der Fotografie unsichtbar geblieben war, plötzlich eine energdetische Struktur wie alle anderen Fingerspitzen bekam.
Einerseits war das ein Beweis dafür, dass der Stirnstrich im energetischen System sofort wirksam wird und – immerhin durch ein bildgebendes Verfahren – diese Änderung nachgewiesen werden kann.
Andererseits konnte gezeigt werden, dass die Aurafotografie der Fingerspitzen in der Lage ist, Änderungen zu dokumentieren. Insofern schien mir die Aurafotografie von wissenschaftlichem Interesse und von wissenschaftlicher Bedeutung zu sein.

Ohne einen genauen Organatlas oder Symptomenatlas für die Beziehung der einzelnen Finger zu Organsystemen in der Hand zu haben, scheint es mir problematisch zu sein, die Bedeutung jedes einzelnen Fingers in Bezug auf Beschwerden oder Krankheiten zu erfassen. Hier wäre noch Forschungsarbeit zu leisten. Die Ausdeutung der sichtbaren Veränderungen ist also ohne diese Hilfsmittel relativ unsicher.

Anders verhält es sich, wenn wir ein klares Symptom haben, Kniegelenkschmerzen linksseitig, auf der Skala zwischen 7 und 10, und eine Aurafotografie aller zehn Finger.

Geben wir jetzt fünf Standardmittel, zum Beispiel Gelenk Standard Z, Muskel Komplex Z, Patellaführung D 30, Rhus tox. D 100 Mio. und Conium D 100 Mio., und bekommen wir ein Sekundenphänomen nach Zeeden, und wir haben nach 60 Sekunden Schmerzfreiheit, im Sitzen, im Stehen, im Gehen und beim Aufstehen, und haben wir eine klare Veränderung bei einem oder mehreren Fingern in der Aurafotografie, können wir diese gefundenen Beziehungen zum Vergleich bei anderen Patienten mit vergleichbaren Beschwerden heranziehen. Das wäre dann der Beginn eines Organatlas oder eines Symptomenatlas, der dann durch hunderte von Patienten allmählich immer weiter vervollständigt werden kann, um dann diese gefundenen Beziehungen dauerhaft diagnostisch und therapeutisch nutzen zu können.
Für weitere Informationen: Link =
https://www.bing.com/videos/riverview/relatedvideo?q=aurafotografie%20ger%C3%A4te&mid=D4B9429E394CA99AAAF7D4B9429E394CA99AAAF7&ajaxhist=0
Kurzer Link, leichter zu tippen: https://tinyurl.com/594avyrt

Aura beim Wachen und Schlafen

Wenn man zum Beispiel schläft, hat die Aura eine ganz andere Erscheinungsform als beim Wachsein. Sind wir wach, dann strahlt die Aura in verschiedenen Farben mit einer gewissen Leuchtkraft und einer gewissen Ausdehnung, die von wenigen Zentimetern bis zu mehreren Metern betragen kann.
Wenn wir schlafen, wird die Aura eingezogen, und sie ist nur noch an der Oberfläche des Körpers zu sehen oder zu tasten. Es ist so ähnlich, wie wenn ein Schlittenhund sich einrollt und die Schnauze unter den Schwanz legt. Man sieht an dieser Haltung sofort: er ist in sich zurückgezogen, will nicht angesprochen werden.

Wie kann ich diese Methoden therapeutisch und systemisch nutzen?

Man kann ebenso wie bei dem alten Blatt z.B. Patienten mit entnommenen oder operierten Organen den Ätherleib des Organs zurückgeben, wodurch die Aura wieder komplett wird. Dazu gibt man entweder das jeweilige Organpräparat oder Auraaufbau und Auraersatz in einer homöopathischen Potenz, bei mir in aller Regel in der D 30. Zum Beispiel Pankreas D 30, Auraaufbau D 30 und Auraersatz D 30.

Die Aura bei der Begegnung

Wenn wir einem anderen Menschen das erste Mal begegnen, wissen wir nach wenigen Sekunden sofort, ob dieser Mensch uns liegt, ob er uns nicht liegt, oder ob sich spontan irgendwelche Emotionen einstellen. Liebe auf den ersten Blick ist eine solche Emotion.
Wir spüren nach kürzester Zeit: dieser Mensch bedeutet uns sehr viel, wir möchten unbedingt Zeit
zusammen mit ihm verbringen. Wir wissen das ganz genau und bemühen uns enorm, um diese Wünsche zu realisieren.

Was passiert? Wir haben ja vielleicht noch nicht einmal drei Worte mit einander gesprochen, und doch wissen wir: Wir müssen uns unbedingt noch miteinander unterhalten.
Woher wissen wir das denn?
Ist es der Gesichtsausdruck, der uns anspricht? Die Nase? Sind es die Bewegungen, die uns ansprechen, oder die Figur? Die Ähnlichkeit zu unserer eigenen Mutter? Was passiert denn hier genau?

Wir nehmen mit großer Präzision etwas wahr, das wir uns mit unseren fünf Sinnen Geschmack, Geruch, Tasten, Hören und Sehen alleine nicht erklären können.
Wenn die Aura eines Menschen mit der eines andren Menschen in Berührung kommt, ergibt sich sofort eine Interaktion. Meistens wird die eigene Aura nicht wesentlich oder spürbar verändert, dann haben wir ein neutrales Gefühl oder das Gefühl der Toleranz. Wir bleiben in der Toleranzgrenze.
Sind die Auren sehr verschieden, kommt es zu einer Art Unverträglichkeitsreaktion. Diese äußert sich in Unwohlsein, und wir gehen automatisch auf Abstand. Vielleicht spricht der Mensch auch sehr laut, und wir denken, es ist seine laute Sprache, die uns abstößt. In jedem Falle stellt sich eine starke Gegenreaktion ein, die bis zu einem Asthmaanfall gehen kann. Besonders, wenn uns ein Mensch zu nahe tritt, zu dicht bei uns steht, bekommen wir negative und abstoßende Gefühle: Wir reagieren mit leichter Übelkeit, wenn wir uns nicht räumlich weiter entfernen können.
Wir praktizieren in der Zukunft ganz deutliche Kontaktvermeidung und umgehen jede mögliche Begegnung.
Sprachlich sprechen wir dann von einem Menschen entsprechend abfällig und haben dafür besondere Namen wie Ekelpaket.

Treffen wir einen Menschen, der uns sofort gut gefällt, dann reagiert die Aura mit einer Verstärkung. Sie dehnt sich sofort und spontan aus, und wir erstarken in der Resonanz mit dem Menschen. Wir zapfen ihm keine Energie ab, sondern wir produzieren selbst Energie, wenn wir diesen Menschen sehen oder auch nur an ihn denken.

Spielen mehrere Musiker optimal zusammen, verschmelzen die Auras zu einer.

Um dies zu erreichen machte John Coltrane, ein US – amerikanischer Jazzmusiker, mit jedem neuen, potentiellen Bandmitglied den Klatschtest bevor er ihn oder sie in die Band aufnahm.

In diesem müssen beide Personen über eine längere Zeit den gleichen Takt halten können und diesen synchron klatschen. Je weniger Abweichungen es gibt, desto besser können sie zusammenarbeiten. Kleinste Abweichungen können über elektronische Aufzeichnungen mittels eines Akustometers gemessen werden.

Erste Aura – Übung, die Aura bei sich selbst fühlen

Wir stellen uns einen Menschen vor, den wir überhaupt nicht mögen.

Wenn wir sein Bild vor uns haben, gehen wir gedanklich zu unserem Sonnengeflecht und spüren, wie es sich anfühlt oder wie es reagiert.

Anschließend gehen wir zu unserer Leber- und Gallenregion im rechten Oberbauch uns spüren, wie sich der Oberbauch anfühlt.

Anschließend gehen wir zum Herzen und spüren, was dort passiert.

Anschließend stellen wir uns einen Menschen vor, der uns sehr viel bedeutet oder den wir sehr mögen. Wieder gehen wir zu unserem Sonnengeflecht in Gedanken und spüren, was dort passiert und wie es sich anfühlt.

Anschließend gehen wir in unsere Herzgegend und spüren, wie sich das Herz anfühlt.

Zweite Aura – Übung, das Aura Tasten

Bei dieser Übung stellen wir uns paarweise auf. Einer stellt sich eine unangenehme Situation vor, die er selbst erlebt hat. Eine Kränkung, eine Demütigung, einen Autounfall oder etwas Ähnliches.

Der andere geht auf den ersten zu und versucht mit ausgestreckten Händen seine Aura zu ertasten. Diese fühlt sich wie eine unsichtbare Wand an.

Haben wir das Gefühl, diese äußere Schicht ertastet zu haben, bleiben wir stehen und schätzen den Abstand zu der Person, zu der diese Aura gehört. Zum Beispiel einen Meter.

Wir führen diese Übung das zweite Mal aus, während die Versuchsperson an ein wunderbares Erlebnis denkt. Die Aussicht von den Bergen, ein Naturpark, oder ein interessanter Mensch, mit dem sie gerne zusammen ist.

Auch jetzt bleiben wir stehen und schätzen die Entfernung ab, die zwischen dem Rand der Aura und der Versuchsperson besteht und notieren den geschätzten Abstand.

Anschließend wechseln wir die Person aus und führen den Versuch das zweite Mal durch.

Wir führen diesen Versuch also jeweils zwei Male durch, zuerst mit einem unangenehmen und dann mit einem angenehmen Gedanken des Partners.

Quintessenz:

Guter Gedanke, riesige Aura,
schlechter Gedanke, geschrumpfte Aura.

Erstens: Technik ohne Fingerdruck

Zunächst die Heilung ohne Fingerdruck.
Man geht mit der Zeigefingerspitze über der Haut in die Nähe eines Störfeldes. Dort spürt man ein Reißen im Finger, der Patient spürt ein Kribbeln, zunächst unangenehm, dann angenehm.
Anschließend fährt man mit der Zeigefingerspitze in Stromlinienrichtung auf und ab, es entsteht ein Strömungsgefühl, dann ein angenehmes Wärmegefühl.

Wenn man an einem schmerzenden Finger die Aura gerade streicht ist das in etwa so, als ob man einen Spaghettiknäuel hat und dieses langsam mit einem Kamm so bearbeitet, dass zum Schluß alle Spaghettifäden genau parallel liegen.

Statt einer geradlinigen Bewegung, die der Richtung der Aura folgt, kann man auch rechtskreisende Bewegungen mit der Fingerspitze ausführen. Das führt zum Beispiel bei Blutungen sehr schnell zu einem Stopp der Blutung. Mir scheint die Effektivität bei den rechtsdrehenden kreisenden Bewegungen noch höher zu sein als bei den geradlinigen Bewegungen.

Zweitens: Technik mit Fingerdruck

Haben wir eine gut lokalisierbare Stelle am Körper, die schmerzt, können wir dort mit einer Technik vorgehen, die sich vom japanischen Shiatsu ableitet.

Man drückt mit einem Finger kräftig auf die schmerzende Stelle, die dann oft erst einmal noch mehr weh tut. Wenn der Schmerz sein Maximum erreicht hat, nimmt man den Druck des Fingers etwas zurück. Man lässt es zu, dass der Finger sich mit dem Schmerz des Patienten voll saugt.

Genaugenommen fühlt es sich an, als ob der Schmerz sich wie eine Hülle um den therapeutischen Finger legt. Anschließend zieht man den Finger leicht zurück, bis er nur noch die Haut berührt. Hier bekommt man dann das Gefühl, als ob der Finger an der Haut fest hängen würde. Hat man den richtigen Zeitpunkt, zieht man den Finger ganz zurück und knipst die schmerzhafte Energie, die am Finger klebt, in die Luft. Der Patient spürt bei dieser Prozedur meistens eine erhebliche Erleichterung. Anschließend benutzt man den Finger wie einen Abarisstab (einen Energiestab) und streicht in kurzem Abstand über der Haut das schmerzhafte Areal gerade. Meistens werden die Bewegungen in Stromlinienrichtung sein.

Drittens: Technik mit rechtsdrehenden Fingerbewegungen

Statt mit dem Zeigefinger der Händigkeitsseite (beim Rechtshänder der rechte, beim Linkshänder der linke Zeigefinger) die Längsrichtung über einer schmerzenden Körperstelle entlang zu fahren, kann man auch einfach eine rechtsdrehende Kreisbewegung mit dem Zeigefinder ausführen. Das hat oft noch einen stärkeren Effekt als die Längsstreichung. Wir können also mit kreisenden rechtsdrehenden Fingerbewegungen einmal eine örtliche Rechtsdrehung hervorrufen und bei allen Schmerzen, aber auch bei Blutungen, eine rasche Besserung der Situation erreichen.

Das diese von mir „manuelle Rechtsdrehung“ genannte Fingerdrehung eine Wirkung hat, kann man sehr leicht bei jeder Tasse Kaffee, die man trinkt, selbst ausprobieren.

Testet man schwarzen Kaffee mit der Zunge, nimmt also einen Schluck kann man den Bitterkeitsgrad auf der Skala 0 bis 10 festlegen. Anschließend macht man kleine rechtsdrehende Kreise mit dem Finger über dem Kaffee (man taucht also nicht in die Flüssigkeit ein! Verbrüht man sich, nimmt man Cantharis D 30 als Stirnstrich), wartet 30 Sekunden und nimmt den nächsten Schluck Kaffee. In alle Regel nimmt die Bitterkeit um 2 oder 3 Stufen ab. In Kursen konnte ich diesen Versuch hundertfach wiederholen mit jeweils dem gleichen Ergebnis.
Ein schlauer Kollege aus einem Hörgerätebetrieb fragte zu diesem Thema, ob wir bei einer anschließenden Linksdrehung des Kaffees die Bitterkeit wieder „zurückgewinnen" können. Eine sehr interessante Versuchsanordnung! Wir probierten das beide bei einer Tasse Kaffee aus, und tatsächlich, bei einer Linksdrehung wurde der Kaffee wieder bitterer im Geschmack!

Ein weiterer Versuch beim Thema Rechts- und Linksdrehung ist das Betrachten einer rechtsdrehenden und einer linksdrehenden auf Papier gemalten Spirale. Die Drehung beginnt immer in der Mitte. Nehmen wir den kinesiologischen Armtest, wird der Arm bei Ansicht der linksdrehenden Spirale schwach, beim anschließenden Anblick der rechtsdrehenden Spirale wieder stark.
Als Fazit kann man also sagen: Die Rechtsdrehung stärkt den Menschen, die Linksdrehung schwächt den Menschen.

Nach einer Narkose, Ohnmacht oder einem Koma, ist die Aura sehr dünn und verletzlich. In diesem Zustand kann es leicht passieren, dass Personen/Geister Besitz von uns ergreifen (Besetzung).
Liegt im Aufwachraum eines Krankenhauses z.B. ein während der Operation Verstorbener neben einer Person mit einer sehr schwachen Aura, kann es passieren, dass die Aura des Toten zu seinem geschwächten Nachbarn „übergeht". Ein Beispiel hierfür findet sich bei dem anthroposophischen Arzt von zur Linden in seinem Buch „Blick durchs Prisma".

Dies kann auch bei Organspendern passieren, da die Seele in der letzten der sechs Sterbephasen mehrmals in den Körper zurück kommt und wieder geht. Nach einer Organentnahme fehlt die Ganzheit und die Seele kann nicht mehr in den eigenen Körper zurück. Geschieht die Organentnahme bevor die letzte Sterbephase abgeschlossen ist, was die Regel ist, da die Organe eines lange Verstorbenen nicht mehr „zu gebrauchen" sind, muss sich die Seele einen anderen Körper suchen. Dem „Toten" wird währenddessen ein Mittel zur Muskelentspannung gespritzt, da besonders das Gesicht bei der Entnahme immer wieder reagiert und sich stark verkrampft, was natürlich niemand mitbekommen soll.

Besetzungen entfernen

Seelen, die nicht ins Licht gehen wollen oder können und sich an den Körper eines Lebenden, meist Verwandten/Ahnen, heften:

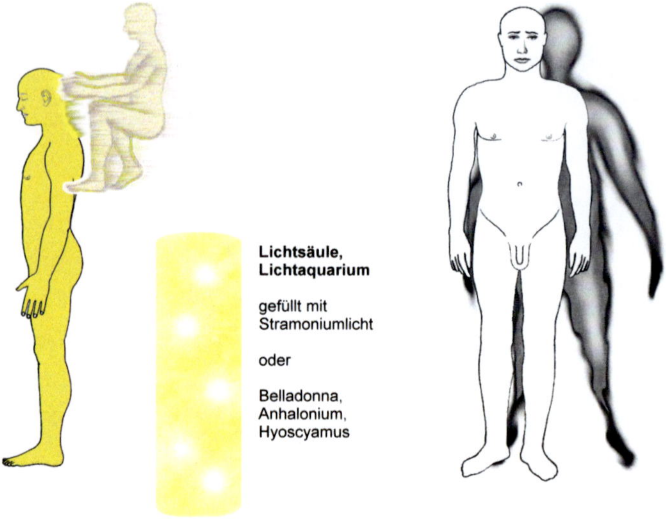

Um Besetzungen zu entfernen, stellt man sich eine durchsichtige Lichtsäule (zum Beispiel aus Plexiglas) im Zimmer vor und füllt sie mit gelbem Stramonium-Licht (Gelb = Lieblingsfarbe von Stramonium, Stechapfel).

Der Test mit dem Händedruck

Haben wir es mit einem Verstorbenen zu tun, fragen wir die Person, ob sie weiß, dass sie gestorben. Lautet die Antwort „Nein", muss man ihnen klarmachen, dass sie gestorben sind, ohne dabei kränkend zu werden, sondern mit Geduld, Sensibilität und kleinen Tricks.
Man kann dem Gestorbenen z.B. vorschlagen: „Wenn du meine Hand drücken kannst, bist du lebendig, wenn nicht, bist du gestorben." Der Händedruck gelingt in aller Regel nicht, sodass der Verstorbene zu der Erkenntnis kommen kann, dass er in der Welt nicht mehr am richtigen Platz ist. Er erkennt, dass er gestorben ist. Damit er auch versteht warum er gehen sollte, kann man ihm sagen:
„Du musst ins Licht, um Dich weiter zu entwickeln."

Dafür kann man ihm Arsen in potenzierter Form, bei mir immer D 100 Mio. (= Entwicklung) und Stramonium, ebenfalls potenziert, ebenfalls immer D 100 Mio. (= Verlangen nach Licht, Erkenntnis, Entwicklung) anbieten. Man darf nicht moralisch werden, wenn ein Toter absichtlich nicht gehen will. Stattdessen sollte man sich langsam mit ihm an das Licht (die Lichtsäule) herantasten und den Toten hinein geleiten. Gestorbene fühlen sich immer von Licht, besonders Stramonium - Licht, sehr angezogen. Irgendwann wollen sie alle dorthin. Die Kommunikation geschieht über die Intuition. Die Bilder erscheinen von allein, wenn man den Verstand nicht zu sehr in die Intuition hinein nimmt.

Schutz vor Entitäten

Man sollte sich schützen, damit man nicht unfreiwillig Symptome bzw. Frequenzen oder Schwingungen von anderen in sich aufnimmt. Dabei sollte man den Schutz Komplex Z einnehmen, entweder als Globuli oder als Stirnstrich.
Der Schutz Komplex Z wirkt wie ein Schutzschild.

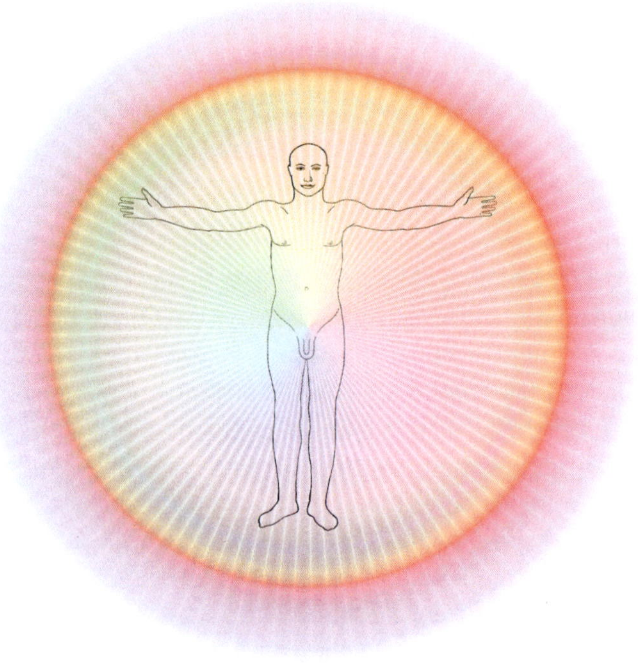

Flammenaura

Dies ist eine geschwächte Aura, die sehr durchlässig ist. Von der Konstitution her sind es oft Phosphor - Personen, die die Schmerzen und Beschwerden von anderen aufgrund ihrer durchlässigen Aura spüren, ohne selbst die eigentlichen Ursachen für die Beschwerden zu haben.
Phosphor D 1000 dichtet die Aura ab.

Man kann sich auch ein Goldenes Ei vorstellen, in dessen Mitte man geschützt sitzt.

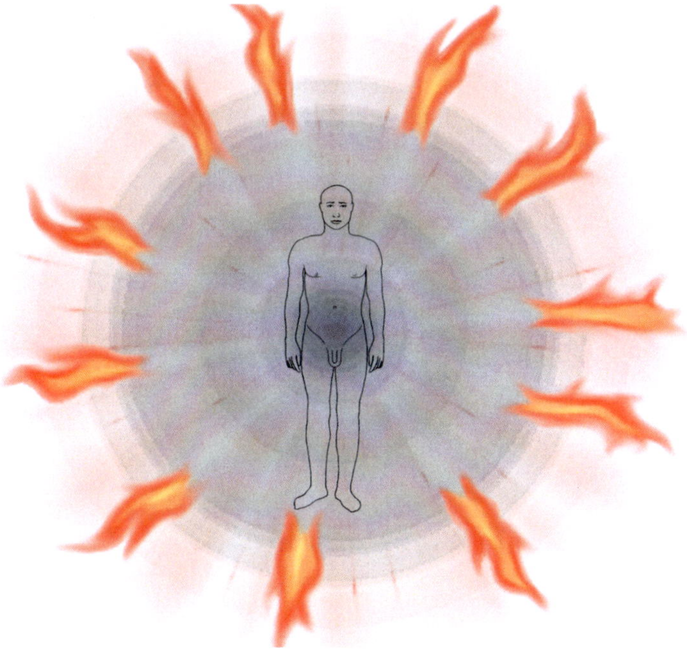

Mental homöopathische Energien verschicken

Um mental Diagnosen erstellen zu können und Bilder zu erhalten, benötigt man 3 „Dinge" des Menschen, die man sich mental bzw. bildlich vorstellt.

Wie in der zweiten Übung zur Visualisierung beschrieben, braucht man ein **Konturenmännchen**.
Danach schreibt man mental den **Namen** der Person über das Konturenmännchen.
Daraufhin schreibt man das **Symptom** (z.B. Knieschmerz rechts) rechts unten neben das Männchen. Ist das Symptom nun ein Knieschmerz rechts, so wird im rechten Knie des Konturenmännchens eine farbliche, evtl. kreisförmige Veränderung sichtbar.
Zur Probe kann man ein homöopathisches Mittel daneben schreiben, das man für geeignet hält, in unserem Fall könnte man Natrium muriaticum (Natr. chloratum, Kochsalz D 1000) geben. Verschwindet der Kreis bzw. die farbliche Veränderung daraufhin, so würde man annehmen, dass dieses Mittel gut wirkt.
Um das Mittel zu applizieren schreibt man mental
Natrium muriaticum D 100 Mio. rechts neben das Konturenmännchen, und schiebt die Wörter wie ein Schriftrolle hinüber und hinein in das Konturenmännchen.

Name: ...

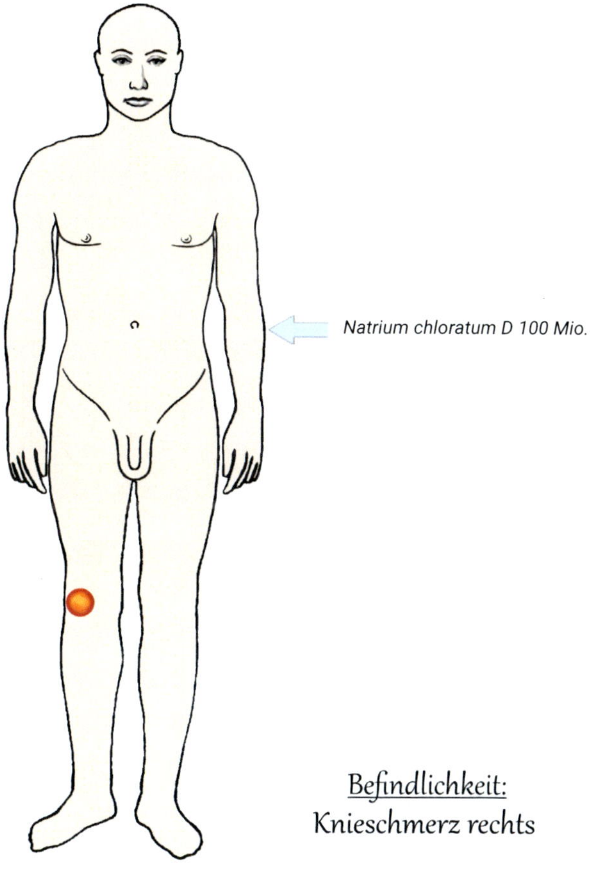

Befindlichkeit:
Knieschmerz rechts

Zusätzlich zum Hineinschieben des Mittels in den Brustbereich des Konturenmännchens kann man anschließend dieses Mittel noch in alle Chakren hineinschieben, beginnend oben mit dem Scheitelchakra und endend mit dem Wurzelchakra.

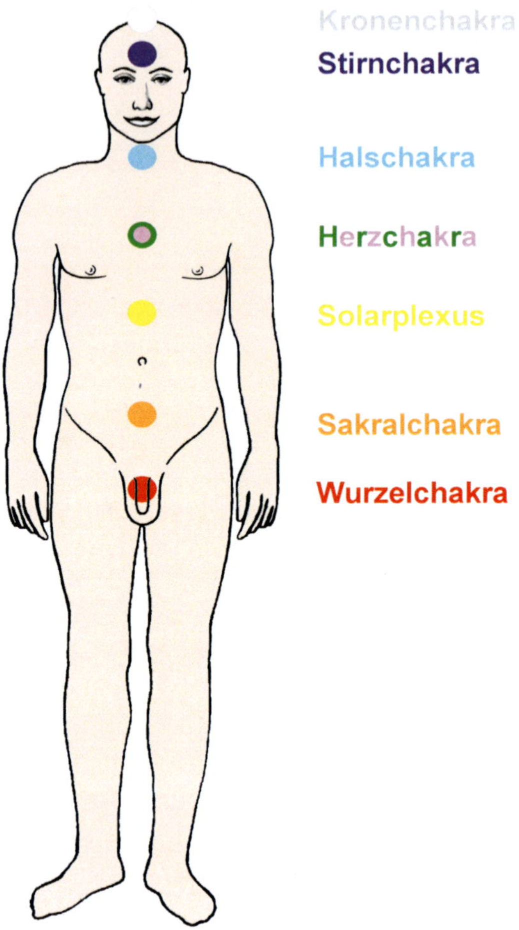

Sieht man das Konturenmännchen in einer eher dunklen oder farblosen Aura, so ist die Aura sehr schwach und man kann auf einen Erschöpfungszustand schließen. Solchen Patienten kann man Ersatzaura D 30 geben, eine Leih - Aura, in die die Person hinein wachsen kann und die später ihre eigene Aura wird.

Manche Menschen können Bilder nicht visualisieren, weil ihr Gehirn mit Informationen, nicht aber mit Bildern arbeitet.

Es gibt also **vier** Möglichkeiten **homöopathische Mittel zu applizieren:**

1. Globuli
2. Stirnstrich
3. Konturenmännchen
4. Einklopfen (nach Klinghardt)

Beispiele für homöopathische Mittel

Psoriasisarthritis	=	**Gelenkentzündungen**, die mit einer Schuppenflechte assoziiert ist
Monartitis	=	die Entzündung eines einzigen Gelenks
Dicker Finger	=	Gichtarthropathie

Benötigte Mittel:
Gelenkstandard Z, Ligamentum D 30, Musculus D 30, Rechtsdrehung D 1000, Colchium D 30 (Herbstzeitlose), Arsenicum album D 100 Mio., Cutis D 30.

Der Patient kann den Kopf beim Schwimmen nicht unter Wasser tauchen:
Psycho Komplex Z und Kalium phosphoricum D ∞.

Neurolinguistisches Programmieren (NLP), Kopieren und Modellieren

Hier wird eine Methode benutzt, die an das Modellieren und Kopieren von Tony Robbins und NLP erinnert. Möchte man das Gefühlsleben eines anderen Menschen erfahren, erfühlen, wissen und nachempfinden, kann man denjenigen kopieren, seine Körperhaltung wahrnehmen und sich in die gleiche Körperhaltung „modellieren".
Wenn man sich genau parallel setzt und die exakt gleiche Haltung wie ein anderer Mensch einnimmt, kann man einen spontanen Zugang zu den Gefühlen dieses Menschen entwickeln, ohne sich dabei anzustrengen. So wird auf eine passive Weise eine Gefühlsverbindung hergestellt und man kann sich in jeden Menschen hineinfühlen. Dabei sollte man detailliert und aufmerksam vorgehen und zuletzt auch seinen eigenen Atem anpassen.

Beim Neurolinguistisches Programmieren kann man beispielsweise zu einem Patienten, der Angst vor Spritzen hat, sagen: „Links tut nichts weh" und während dem Wort „nichts" die Spritze rechts injizieren. Da wir bei dem Stichwort „links" durch jahrelange Konditionierung unsere Aufmerksamkeit nach links lenken und nicht in der Lage sind, die Richtung einfach zu wechseln, ist die Aufmerksamkeit auf der rechten Seite deutlich abgeschwächt, und Schmerzen werden auf der rechten Körperseite weniger stark empfunden.

Heiltechniken der australischen Aborigines

Bei der US - amerikanischen Autorin Marlo Morgan wird in ihrem Buch „Traumfänger", einem sehr einfühlsamen Roman über Australien beschrieben, wie eine Heilung in den Outbacks vor sich geht.
Ein junger Mann aus der Wandergruppe von ca. 30 Aborigines, die eine Querdurchwanderung des Kontinentes unternahmen, brach sich das Bein. Aus einem langen Rohr wurde altes, schwarzes Menstruationsblut hervorgeholt und auf die Wunde aufgetragen. Das Bein wurde so hingelegt, dass die Knochen genau aufeinander passten. Diese Lagerung und der Einfluss von Hämatin waren die sichtbare Seite der Heilung. Anschließend standen alle im Kreis um ihn herum und stellten sich vor, dass das Bein genau so gesund und funktionstüchtig sei wie noch vor dem Sturz.
Eine kurze Reposition vervollständige das Ritual. Die Heilung des gebrochenen Knochens ging so schnell vonstatten, dass der junge Mann am Folgetag die Wanderung in der Gruppe wieder aufnehmen konnte. Aus westlicher Sicht eine „Blitzheilung" in Stunden, statt wie bei uns in sechs Wochen.

Dieser Bericht hat mich dazu inspiriert, diese Heilweise in potenzierter Form auch meinen Patienten zur Verfügung zu stellen. Das Mittel nannte ich dann
„Heiltechniken der Aborigines D30".

HUNA

Das Huna System auf den Hawaiianischen Inseln ist geeignet, um den Geist zu konzentrieren und zu bündeln. Man kommt sogar mit dem Auto schneller voran. Es fühlt sich so an, als ob sich diese Menschen durch die innere Fokussierung die „Straße frei" gemacht hätten. In Analogie hierzu gebe ich mir vor langen Autofahrten das Mittel „freie Bahn D 30" als Stirnstrich, gegebenenfalls auch das Mittel „Stauauflösung D 30".

Parkplatzsuche

Viele von Ihnen kennen das Phänomen bestens: Wenn Sie einen Parkplatz suchen und vorher in Ihrer Vorstellung einen Parkplatz bestellen, dann finden Sie auch dann eine Lücke, wenn sonst alles voll ist.

Die Heiler auf den Philippinen

Wer das Buch PSI Heilungen von Alfred Stelter gelesen hat, kennt viele Geschichten von ca. 8 Heilern auf den Philippinen, die ohne spezielle medizinische Kenntnisse Dinge tun, die wir für unmöglich halten, weil wir sie nicht kennen und weil wir sie uns nicht erklären können.
Was ist ein Wunder? Wenn einer etwas tut, das wir nicht erfassen können und wenn uns Erklärungen fehlen, sprechen wir vom Wunder.
Wunder gibt es aber im physikalischen Sinne nicht, denn alles was passiert, geschieht eben, egal, ob wir es verstehen oder nicht. Aus diesem Grunde sprechen die Philippinos auch von „Glaubensheilern".

Die philippinischen Heiler haben eine so starke Demut, man könnte das vielleicht auch Gottnähe nennen, dass sie unglaubliche Energie durch sich hindurchfließen lassen können, die dann zum Beispiel dazu führt, dass sie mit der Bewegung ihres Zeigefingers ein dickes Pflaster durchtrennen können, als ob sie mit der Bewegung des Fingers schneiden würden. Wer das noch nicht gesehen hat, muss es auch nicht glauben. Diese Heiler lassen die Energie mehr oder weniger kontrolliert aus ihrem Zeigefinger hervorschießen, mit dem sie dann auch kleine Schnitte in die Haut eines Patienten geben können, ohne ihn zu berühren. Es kommt dann zu vielen kleinen Blutungen, ohne dass wir von außen sehen können, wie diese Blutungen verursacht wurden.

Spiralen

Rechtsdrehende Spiralen (s.u.) sind stärkend, während linksdrehende schwächend wirken.
Bei einem Schmuckstück, das man selbst trägt, muss die Spirale von außen (dem Gegenüber) gesehen rechtsdrehend sein. Die Rechtsdrehung beginnt immer innen.

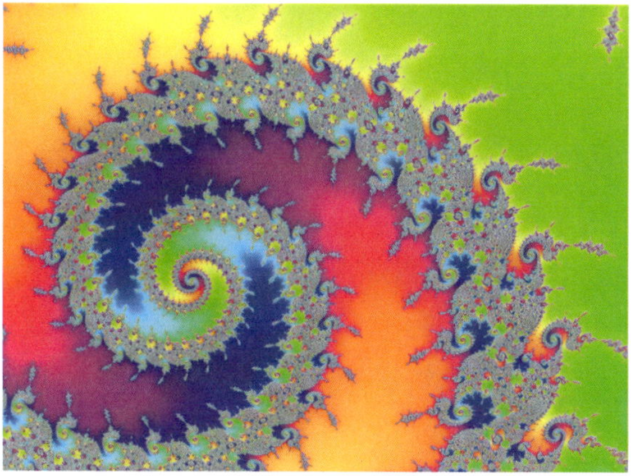

Die Beobachtung

Es gibt zwei Sorten von Beobachtern. Einige sehen genau das, was ich beschrieben habe, aber sie können nicht glauben, was sie gesehen haben, weil sie in einer Welt leben, in der für sie alles erklärbar ist. Daher ist die einzige Erklärung, der Heiler hat getrickst. Er hat ein Zauberkunststück vorgeführt, und wir kennen den Trick nicht. Die anderen sehen, dass etwas außerhalb ihres Erklärungsmodells der Welt passiert und fragen sich, was eigentlich passiert ist.

Quantenphysik

Nach Erkenntnissen der Quantenphysik, gibt es keine Objektivität, sondern nur Wechselwirkungen.
Betrachten wir ein Elektron, verhält es sich sofort anders, als wenn wir nur einen neutralen Fotoapparat ohne menschlichen Beobachter auf des Elektron richten.
Auch wir Menschen verhalten uns anders, wenn wir alleine sind oder wenn wir beobachtet werden. Das trifft auf jegliche Materie zu.
Vielleicht könnten wir so den Ansatz aus dem Buddhismus verstehen: Wenn wir die Welt beobachten, erschaffen wir damit gleichzeitig die Welt.
Es wäre naiv zu glauben, die alten Inder hätten geglaubt, die Welt verschwindet hinter ihnen, wenn sie sich umdrehen.
Nein, sie haben erkannt, dass wir beim Anblicken der Welt diese verändern und damit neu schaffen. Es ist kein Schöpfungsakt gemeint, sondern ein Veränderungsakt.

Das Weltbild des einzelnen entscheidet also, ob er es sich leisten kann, Unerklärbares mit hinein zu nehmen, oder ob er Unerklärbares lieber draußen lässt. Beide haben ihre Gründe für ihre Ansicht, und man kann nicht sagen, dass eine Reaktion besser oder schlechter ist als die andere. Wir sollten uns von Verurteilungen frei machen und alle so agieren lassen, wie es ihrem Bewusstseinszustand entspricht.

Es führt nur zu frustrierenden Diskussionen, wenn wir mit einem Materialisten über Energie sprechen, weil zwei verschiedene Sprachen gesprochen werden. Dazu gehören dann auch zwei verschiedene Augenpaare, die Verschiedenes sehen.
Mit dieser heilerischen Energie ist es anscheinend auch möglich, kurzfristige Anästhesien wie bei einer örtlichen Betäubung herzustellen, sodass der Patient schmerzlos wird für brennende Wattestäbchen, zum Beispiel.
Letztlich scheint es auch möglich zu sein, dass der Heiler mit diesen Energien auch die Haut eines Patienten durchdringt und eine Krankheitsenergie materialisiert, diese dann aus dem Körper zieht, die sich dann später von selbst wieder auflösen kann.

Tony Agpaoa

Tony Agpaoa ist der bekannteste Vertreter der philippinischen Heiler gewesen. Als er merkte, dass man mit dieser besonderen Energiearbeit westliche Touristen anlocken kann, und bei Behandlungen von hoffnungslosen Fällen viel Geld verdienen kann, begann er, in Baguio ein größeres Hospital zu bauen. Irgendwie passte aber dieser aufkeimende Reichtum, die Gier nach mehr Geld und nach mehr Macht, nach mehr Ansehen, nach Größe und nach Unsterblichkeit nicht so richtig zu dem Zustand der Egolosigkeit, der Demut und des Zulassens. Tony wurde nachgesagt, dass seine Kräfte nachließen. Obwohl er also sehr vielen Menschen sehr gut geholfen hat, wenn auch unter oft sehr merkwürdigen Umständen, hat ihm die Gier nach Geld und Macht förmlich das Genick gebrochen.
Erst wurde er kraftlos, dann erlitt er einen tödlichen Autounfall. Ohne die geringste Schadenfreude, eher mit Bedauern, wurde mir erzählt, dass sich Heilen und Geld vermehren nicht gut vertragen.

Wenn wir also unsere inneren Kräfte trainieren, müssen wir natürlich nicht in die Armut gehen. Aber unsere innere Haltung spielt eine entscheidende Rolle dafür, ob wir zu spirituellen Heilern werden können oder nicht.
Die Heiler auf den Philippinen ziehen den Schmerz nicht einfach so heraus, sondern materialisieren ihn zu einer Kaugummi artigen Masse, die sie dann herausziehen. Zuschauer meinen, das sei Material und versuchen es zu analysieren.
In Wirklichkeit löst sich dieser materialisierte Schmerz rasch wieder auf. Es besteht keine längere Haltbarkeit.

Beispiele

Eleuterio Terte, der Gründer der philippinischen faith healer (Glaubensheiler) Gemeinschaft, gab mir die Gelegenheit, einige Tage bei seinen heilerischen Tätigkeiten zuzusehen und zu „assistieren".
Tony Agpaoa habe ich nur kurz gesehen, aber der Vater eines kleinen Patienten berichtete mir später aus Wien, was er Wunderbares erlebt hatte. Zunächst eine vollständige Heilung seines gehbehinderten Sohnes mit spektakulärer Öffnung der Hirnhälften, später aber Zurückfallen in die alten Muster. Juan Blance nahm mich mit in sein Heimatdorf in Nueva Biscaya und ließ zu, dass ich ihn bei vielen „Operationen" beobachten und befragen durfte. Bei ihm sah ich, dass er mit einem Finger auf dem Rücken oder im Gesicht eine „Anästhesie" ausübte, mit der anderen Hand machte er einen energetischen Schnitt in die Haut, zog sie auseinander, holte eine Talggeschwulst heraus und ließ sich dann von einem Assistenten glühende Watte an einem Stäbchen geben, mit der er die Wunde ausbrannte. Interessanterweise empfand der Patient dabei keinen Schmerz sondern blieb entspannt.

Der Heiler Flores führte spirituelle Injektionen durch, indem er etwa einen Meter von dem Patienten entfernt Energie in die Haut schickte, die sich bei ausgeprägter Varikosis (Krampfadern) dann über den Venen öffnete, sodass es plötzlich 10 verschiedene blutende Stellen an beiden Beinen gab, auf die wir alle nicht vorbereitet waren, sodass es auch nicht genügend Taschentücher gab, um die multiplen Blutströme zu stoppen. Hier sah ich auch, dass sein Zeigefinger zwischen dem Augapfel und der Orbita einer Patientin verschwand, also dem knöchernen Gehäuse für das Auge und dem Sehorgan, ohne dass es hier genügend Platz für eine solche Aktion gegeben hätte.

Die Iris verschwand vollständig und es sah so aus, als ob man den Blick freigegeben hätte auf den Sehnerv, den Nervus opticus. Nachdem er seinen Finger wieder herausgezogen hatte, erschien auch die Iris wieder an ihrem richtigen Platz. Ich gebe zu, dass ich riesige Angst hatte, dass das Auge für den Rest des Lebens sehuntauglich geworden sein könnte. Aber zu meiner großen Erleichterung berichtete die betroffene Person, sie sähe auf dem „malträtierten" Auge sehr gut.
Das Auge wurde dann letztlich nicht vom grünen Star geheilt, aber die Sehfähigkeit blieb trotz des unglaublichen „heilenden Manövers" erhalten.

Wie schon erwähnt, kein Mensch sollte sein Weltbild gewaltsam verändern, und wer diese unerklärlichen und auch unglaublichen Erzählungen und Beobachtungen nicht annehmen möchte, kann das gerne bleiben lassen.

Katathymes Bilderleben

Diese Technik wird für Ärzte, Heilpraktiker und Psychologen vorbehalten sein. Der Begriff leitet sich ab von kata = hinunter, psyche = Seele, also in etwa „hinab in die Seele" und Bilderleben heißt so viel wie Bilder aufsteigen lassen und ihnen folgen. Man folgt also anhand von Bildern, die von selbst aufsteigen, einen Weg hinab in sein Seelenreich.
Beim Katathymen Bilderleben handelt es sich um eine Rückführung in das Unbewusste. Es ist eine Technik, Bilder entstehen zu lassen, einen Traum, der den Weg darstellt, mit dem Bewusstsein in unterbewusste Schichten einzudringen, um Probleme zu erkennen und bildhaft aufzulösen.
Um festzustellen, ob ein Klient ausreichend visualisieren und imaginieren kann, führen wir ihn zunächst auf eine grüne Wiese, auf eine Waldlichtung oder an die Meeresküste, um ihn einzustimmen.

Beim Katathymen Bilderleben wird die Fähigkeit eines Menschen genutzt, ähnlich wie in einem Traum Bilder entstehen zu lassen. Diese werden mit dem Wachbewusstsein angesehen, ohne dass in die Bilderfolge willentlich eingegriffen wird. Es ist, als würden wir mit Bewusstsein träumen.
Zu Beginn wird ein Thema gegeben, eine Art Sandkorn, das dann im Laufe der Therapie zu einer Perle heranreifen kann.
Nach dem ersten Stichwort wird nichts mehr in den Klienten hineingegeben, sondern er wird allenfalls zeitlich schneller oder langsamer nach vorne geführt, und er wird gebeten, sich manche Dinge genauer anzusehen, als ob man ihm eine Lupe in die Hand gibt, durch die er sehen soll und kann.
Führer der Sitzung ist das Unterbewusste des Klienten.
Es bewährt sich, wenn der Klient erzählt, was er sieht und fühlt. Je nach der telepathischen Fähigkeit des Therapeuten kann dieser den Film des Unbewussten mehr oder weniger deutlich verfolgen. Bei entsprechender Erfahrung weiß der Therapeut bereits beim Auftauchen bestimmter Tiere, wie das innere Ziel des Katathymen Bilderlebens aussieht.
Kritische Szenen kann man therapeutisch nutzen, indem man bestimmte Handlungen induziert. Macht ein unangenehmer Inquisitor in einer Sitzung besonders starke Probleme, kann man am Ende seines Lebens seiner Bestattung beiwohnen, sodass man sein Ableben intensiv miterlebt. Das nimmt dann oft viel Druck weg.
Das Katathyme Bilderleben wird in einer leichten Trance durchgeführt, bei dem noch ein Rest Wachbewusstsein übrig bleibt, sodass der Patient sich der Gegenwart des Therapeuten und seiner Umgebung bewusst ist und die Sitzung jederzeit beenden kann.

Vorbereitende Übung zum Katathymen Bilderleben

Dreimal tief und gleichmäßig atmen, sozusagen bis zum Anschlag.
Anschließend Weg zur Höhle, Betrachtung der Leinwand, Durchstoßen der Leinwand, Flug über die Welt und Landung auf einem Stück Erde.

Übung zum Katathymen Bilderleben

<u>Anmerkung:</u>
Die vier Nebenchakren, die sich in der Handfläche und auf den Fußflächen befinden, sind lichtsensibel. Sie sind kreisrund, und so haben sie eine Resonanz zur Sonne, der Lichtquelle.
Als Nebengedanken möchte ich Ihnen den Gedanken mitgeben, warum die Augen eigentlich nicht nur kreisförmig, sondern rund wie eine Kugel sind?
Es sind die einzigen Organe im Menschen, die genau kreisrund sind und genau kugelförmig aufgebaut sind. Natürlich sehen wir, dass sie sehr gut ihren Zweck erfüllen, aber warum genau eine Kugel? Also, wenn wir unsere Handflächen genau der Sonne entgegenhalten, dann wärmt sich die Handfläche kreisförmig auf. Die Finger bleiben davon unberührt. Das Auge ist die Analogie zur Sonne. Licht aussenden und Licht einfangen. Das Auge ist das Resonanzorgan zur Sonne.

Wir landen auf der Erde, fühlen, wo wir stehen, sehen uns die Umgebung an, besteigen einen Baum. Anschließend Zurückgleiten in die Gegenwart mit Hilfe von körperlicher Anspannung, tiefer Atmung und Öffnen der Augen. Das wäre dann das Ende der Fantasiereise im Bilderleben.

Lichtenergie einfangen und weitergeben

Dazu nimmt man eine gerade Körperhaltung ein, wobei beide Arme leicht gebeugt etwas seitlich des Körpers mit den Handflächen nach oben gehalten werden. Man atmet ein und nimmt Licht/Energie über die linke Handfläche auf. Diese fließt dann durch den linken Arm bis hin zum Herz. Dort macht der Energiestrahl eine Schleife um das Herz, wird so zur Herzenergie und fließt über den rechten Arm und letztlich über die rechte Handfläche aus dem Körper. Dadurch verbindet man sich mit dem göttlichen Kosmos.

Links Licht rein → Herz verwandelt → Rechts Liebe raus

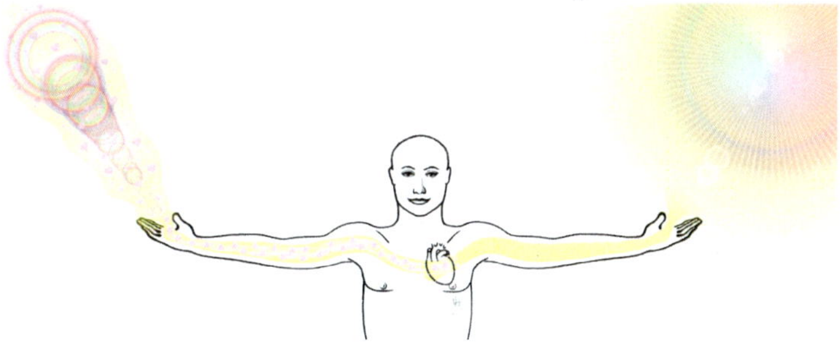

Es ist eine überpersönliche, nicht Ich–bezogene Liebe. Kombinieren wir diese Übung mit unserem Atem, bekommt sie noch mehr Kraft, und so können wir Energie aufnehmen und abgeben.

Innerlich dürfen wir erst agieren, wenn wir unsere Einstellung richtig justiert haben. Dies geschieht zum Beispiel dadurch, dass wir bewusst formulieren:

Zum Besten des Ganzen.

Heinrich Zeeden,
Lübeck, den 14.12.2025

Literaturverzeichnis
zum Thema Alphatechniken in der Praxis, Teil 01

Bender, Hans, Parapsychologie

Brennan, Barbara Ann, Licht – Arbeit, Goldmann Esoterik, 3-442-12054-31987, ca. 15 €

Chesi, Gert, Geistheiler auf den Philippinen, Perlinger, vergriffen

Das, Surya, tibetische Weisheitsgeschichten

Evans-Wentz, Milarepa, Tibets großer Yogi

Gopi Krischna, Kundalini

Jesusgebet, Aufzeichnungen eines russischen Pilgers (Autor unbekannt)

Jung, C. G., Erinnerungen, Träume und Gedanken, Walter Verlag, 1977, ISBN 3 – 550 – 40727 - 5

Kirlian, Fotografie, viele Titel

Krotoschin, Henry, Huna Praxis, Bauer, 3-7626-0391-X, 1990

Kübler – Ross, Elisabeth, viele Titel

Lama Yeshe, Bless of the Inner Fire (Tummo)

Linden, von zur, Blick durchs Prisma

Morgan, Marlo, Traumfänger

Puschkin, Alexander, Pique Dame, Taschenbuch

Robbins, Tony, das Power Prinzip

Stelter, Alfred, PSI – Heilungen, vergriffen

Yogananda, Paramahansa, Autobiografie eines Yogi

Alphatechniken in der Homöopathie

Teil 2

Alphatechniken in der homöopathischen Sprechstunde

Inhaltsverzeichnis - Teil 2

Alphatechniken in der homöopathischen Sprechstunde

Einleitung

Alphatechniken in der homöopathischen Sprechstunde beschäftigt sich mit den Möglichkeiten, während einer normalen Sitzung mit einem Patienten kurze Blicke in die Welt „dahinter“ zu werfen, wo wir in Form von Bildern oft sehen können, was sich im energetischen Bereich abspielt und wie sich die Emotionen in der Aura äußern.
Um hier einen kurzen Einblick zu geben, nehme ich Sie gerne mit in drei wenig spektakuläre Fälle, eben in mein Alltagsgeschehen, um mit einigen etwas auffallenderen und kraftvollen Beispielen für die Alphatechniken zu enden.

Um in den Alphazustand zu gelangen, reicht es bei mir und den meisten Patienten, die ich gelegentlich in diese Welt der vierten Dimension mitnehme, dreimal tief ein- und auszuatmen. Genau genommen sind wir ja immer im vierten Bewusstseinszustand, nur sind wir uns dessen nicht bewusst. Insofern fördert das Ein- und Ausatmen vorwiegend das Bewusstsein, dass wir uns in etwas hineinbegeben, in dem wir schon längst drin sind.

Hat man also dieses Stadium der geistigen Entspannung erreicht, kann man wie auf eine Schultafel links oben den Namen des Patienten unterbringen, in der Mitte der Tafel stellt man sich ein Konturenmännchen vor, also eine Strichmännchenzeichnung mit den Konturen eines Menschen, und rechts unten bringe ich den Fokus an, die Fragestellung.

Hier kommt also einfach das Stichwort hin, zu dem man Antworten sucht, wie „Kälte im Bauch", „Eifersucht" oder „Verhältnis zum Vater".

Danach sieht man sich die Veränderungen im Konturenmännchen an und überlegt dann, welches Mittel helfen könnte, das „normale" Konturenmännchen wieder herzustellen. Bei Kälte im Bauch könnte man an das homöopathische Mittel **Conium D 30**, den gefleckten Schierling denken. Symptom: Kälte steigt von unten nach oben. Das schreibt man in Gedanken rechts vom Konturenmännchen auf die Tafel. Ändert sich nichts, ist das Mittel vermutlich unwirksam, und ich versuche das nächste Mittel. **Kälte im Bauch D 30** zum Beispiel. Wenn hierunter sich das Bild normalisiert, habe ich es vermutlich mit einem wirksamen Mittel zu tun, das ich nach der Alphasitzung kinesiologisch testen kann.

Zunächst erscheint einem Therapeuten das Bild, das entsteht, ziemlich willkürlich und der eigenen Phantasie zu entspringen. Aber ähnlich, wie bei der Familienaufstellung, gibt es auch hier ein wissendes Feld, das einen klaren Bezug zum Patienten hat und somit hilfreich sein kann, um dessen Probleme tiefgreifend zu lösen.

Heinrich Zeeden, 14.12.2025

Der erste kinesiologische Test

Nach dem Alphazustand testete ich am kinesiologischen Arm nach und erhielt die Antwort **„Eisberg D 30** ist wirksam, keine weiteren Mittel erforderlich".

Der Stirnstrich

Dieses Mittel und „Rücken Standard Z" für Rückenbeschwerden gab ich als Stirnstrich, anschließend noch die Entspannungsformel: **„Es gibt nichts zu tun, alles geht von selbst"**.

Nach 10 Minuten weckte ich die Patientin aus der tiefen Entspannung wieder auf. Sie hatte überall Wärme, die Hände, die vorher warm gewesen waren, waren jetzt noch wärmer geworden, und innerlich hatte sie damit gerechnet, dass ein warmer Luftzug den Eisberg wegschmelzen könnte. Aber das Gegenteil war der Fall, es kam ein kühler Wind von oben, kühlte sie von innen und hierunter wurde der Eisberg kleiner.

Der zweite kinesiologische Test

Beim Kontrolltest kam das Stichwort „Kälte im Bauch" mit starkem Arm, auch bei wiederholtem Versuch. Die Energie war angekommen.

Überlegungen zum Fall

Natürlich gibt es heute, nach 6 Stunden, noch keinen Verlauf. Hier geht es einfach darum, wie man während einer homöopathischen Sitzung bei Symptomen, mit denen man selbst wenig Erfahrung hat, oder die sich im Synthesis Repertorium nicht genau abbilden, oder die so merkwürdig sind, ohne klare Ursache zusätzlich, dass man dann durchaus Hilfe von der „inneren Wahrnehmung" annehmen darf.

Anamnese vom 23.01.2020

Karla klagt immer noch über Gleichgewichtsstörungen, die durch **Cocculus D 30** (Kokkelskörner) etwas besser werden, aber nicht weggehen. Sie hatte schon immer Gleichgewichtsstörungen! Wie stand es mit der Beidhändigkeit? Rechts geht alles besser als links, meinte sie, und Radfahren war schon immer ein Problem, und auf schmalen Pfaden muss sie absteigen, weil sie sich unsicher fühlt.

Im kinesiologischen Test kommt Beidhändigkeit mit schwachem Arm.

Stark gegen **Corpus callosum D 30** (Balken, Verbindung zwischen den Hirnhälften), keine weiteren Mittel erforderlich.

Kinesiologischer Test für die Rückenschmerzen, Beinschmerzen und Spinalkanalstenose.

Alle Momente kommen mit schwachem Arm, stark gegeneinander, sodass die Spinalkanalstenose die Ursache von Bein- und Rückenschmerzen ist.

Bei der Frage, ob die homöopathische Therapie erfolgversprechend ist, kommt ein Nein.

Die nächste Frage dann, ob eine Therapie mit Alphasitzung erfolgversprechend wäre, kommt ein Ja.

Alphasitzung

Als Vorbereitung gebe ich als Stirnstrich
mC D 30 (mediale Chirurgie) und **Corpus callosum D 30**.

Ich stelle mir den eingeengten Wirbelkanal vor, den ich mit einer Art scharfem Löffel im Uhrzeigersinn ausfräsen kann.

Anschließend werden auch die Foramina (die Zwischenwirbellöcher) ausgefräst, sodass alle Nerven jetzt genügend Platz haben.
Anschließend gehe ich über jede Fräselinie mit der Hand, um die wunden Flächen zu schließen. Das bezieht sich auf den Wirbelkanal als auch auf die Foramina. Meine Fingerspitzen werden dabei ganz warm und energetisch geladen.

Anschließend teste ich kinesiologisch.

Die Beidhändigkeit kommt jetzt stark, die Spinalkanalstenose kommt stark, die Beinschmerzen und die Rückenschmerzen ebenfalls stark.

Energetisch sind Gleichgewichtsstörung und Spinalkanalstenose verschwunden.

Fall 03 – Blockade des Scheitelchakras

Heute, am 24.01.2020, besuchte mich ein alter Bekannter, der sich auf dem spirituellen Weg zur Vollkommenheit befindet und dem daher viele Meditationstechniken zur Verfügung stehen. Er hat viele Kurse besucht und Heiler und geistige Führer aufgesucht. Gelegentlich schläft er unruhig, und seine Gedanken kreisen immer um ein gleiches Thema.

Ein geistiger Berater meinte hierzu, bei Clemens, meinem Patienten, seien alle Voraussetzungen für eine geistige Entwicklung gegeben, nur gäbe es eine Art Chaos, das ihn an der Umsetzung hindern würde.

Da ich auf dem Schlauch stand und mir nicht genau vorstellen konnte, wo die „Behinderung" liegen könnte, schaute ich mir Clemens im Alphazustand an.

Alphazustand

Bei Clemens schien alles bestens zu sein, das Bild war klar, nur über dem Scheitelchakra lag eine Art viereckige Glasplatte, die den Kontakt „nach oben" behinderte. Sie wirkte wie der Doktorhut im angelsächsischen Bereich, eben eine viereckige Platte auf dem Kopf.

Ich versuchte diese folgenden Mittel, um zu sehen, ob die Glasplatte dann verschwinden würde. Dies geschah tatsächlich unter vier Mitteln.

Als erstes Mittel gegen Chaos fiel mir **Ordnungsenergie D 30** ein.

Als zweites dachte ich an ein Mittel, das die Kommunikation der beiden Hirnhälften stärkt, an den potenzierten Balken, **Corpus callosum D 30**. Auch der half. Schließlich dachte ich noch an das Buch „Lernen mit Cartoons" von Grothe und Drinneberg, das auf der Rückseite ein Bild hat von einem Schüler, der ein Brett vor dem Kopf hat. Genau dieses Mittel sollte das homöopathische Simile sein. Der Gartenschierling hielt, was ich mir von ihm versprach, **Aethusa cynapium**, oder auch die Hundspetersilie. Hier kam die hohe Potenz D 100 Mio. Schließlich lag die Störung im Bereich des Scheitelchakras, sodass hier noch **Scheitelchakra D 30** zu ergänzen war.
Als ich probeweise diese vier Mittel in das Konturenmännchen schob, löste sich die Glasplatte blitzschnell auf.

Stirnstrich

Ich kehrte in meinen normalen Zustand zurück und gab den Stirnstrich mit diesen vier Mitteln. Nach dem Stirnstrich kam es zu einem schwummerigen Gefühl der Unsicherheit, aber als ich den kinesiologischen Nachtest machte, stand der Patient sicher auf dem Boden und meinte sogar, „Jetzt stehe ich viel sicherer auf dem Boden als sonst". Nach einem weiteren Stirnstrich meinte der Patient, er habe jetzt einen klareren Blick und fühlte sich gut.

Eine Enttraumatisierung mit Homöopathie und EMDR

Anamnese vom 25.09.2019:

Die 51 Jahre alte Selina wurde auf einem Bauernhof groß und arbeitet jetzt in einer Bäckerei. Als sie 22 Jahre alt war, fand sie ihre lebenslustige Mutter ohne Abschiedsbrief und völlig unerklärlich aufgehängt. Da sie nie mit einem solchen suizidalen Ende gerechnet hatte, gab es eine schwere Traumatisierung, die die Patientin bis heute nicht überwunden hat und auch therapeutisch nicht auflösen konnte. Das ist der Grund, warum sie mich in einer befreundeten Praxis aufgesucht hat.

Die pathologischen Stichworte aus der langen Leidensliste waren in erster Linie: Tod der Mutter Neema, die Tochter Berta, Schwiegermutter M., Schwiegervater H., Vater H. und der Ehemann H.

Sie bringt eine lange Anamnese mit, die sie auf eine DIN A 4 Seite im Telegrammstil untergebracht hat. Eine lange Reihe von unerträglichen Kränkungen.

Ansehen der Situation im Alphazustand

Seit 23 Jahren gibt es eine geopathische Belastung im Haus. Im Alphazustand sehe ich, dass das Haus von hunderten von schwarz gekleideten Männern (Aussehen wir eine Bande von Schornsteinfegern) das Haus bewohnt und alle in dem Haus herumtrampeln.
Mein erster Versuch ging dahin, alle auf den Friedhof zu führen. Das misslang, alle sprangen vorher von der Gruppe ab.

Therapie 1 – mentale Reinigung des Hauses

So versuchte ich es mit einer Verhandlung mit dem Räuberhauptmann. Dieser war nach dem Händedrucktest einverstanden, seine Leute ins Licht zu führen. Alle gingen in eine riesige Litfaßsäule hinein, die dann wie ein gigantischer Aufzug (wie im Airport in Dubai) gemeinsam ins Licht fuhren.

Danach sah das Haus aus wie ein Schweinestall. Hunderte von Putzfrauen erschienen mit ihren Eimern, um alles blitzblank zu scheuern. Jetzt war der schwarze Bodenbelag endlich weg und das Haus hatte genügend Licht.

Danach stellte ich hunderte von Kerzen auf, legte Regenbögen in jeden Raum, sodass das Haus strahlte wie in einer goldenen Kugel.

Die Familienmitglieder

Therapie 2

Alle Familienmitglieder erhielten die Mittel
Psycho Komplex Z, **Natrium chloratum D unendlich**, und **Rubin D unendlich**. Danach kamen alle Familienmitglieder mit starkem Arm.

Mentaler Test

Als ich sie fragte, was bei dem Stichwort Tod der Mutter passierte, begann Selina heftig zu weinen. Für den Tod der Mutter – sie war hierfür schon mehrfach in EMDR Sitzungen gewesen, die das Trauma aber offensichtlich nicht löschen konnten – erhielt sie die Mittel:

Therapie 3

Opium D unendlich
Türkis D unendlich
EMDR D unendlich
Mandelkern D 30
limbisches System D 30
Abschwächung aller psychischen Traumata D 30

Wirkung: Sie kann den Tod der Mutter jetzt mit mehr Abstand sehen.
Wie fühlt sich die Trauer an? Sie spürt die Trauer wie einen Mühlstein um den Hals und im Hals. Ihr Gesicht ist noch sehr traurig.

Therapie 4 für die Trauer im und um den Hals

Lachesis D 30
Ignatia D unendlich
Abstand vom Trauma D 30

Wirkung: Sie ist immer noch traurig.

Therapie 5 = Wiederholung von den Mitteln von Therapie 4

Wir beginnen mit der EMDR nach Shapiro, mit den Augenbewegungen.

Therapie 6 = Sie visualisiert den Tod der Mutter und macht dabei gleichzeitig die Augenbewegungen, indem sie meinen Fingern folgt.

In den ersten fünf Runden zu jeweils ca. 1 Minute kommt es noch zu zackigen und unruhigen Augenbewegungen, in den letzten fünf Runden sind die Augenbewegungen mehr oder weniger „glatt" und haben keine Zuckungen mehr wie bei einem Nystagmus.

Das Weinen lässt nach.

Therapie 7 = homöopathische Mittel per Stirnstrich

Geburtshoroskop D 30
Zeugung D 100 Mio.

Wirkung:
Danach fröhliches Gesicht ohne Tränen. Das Bild der Mutter wird unscharf, das Gewicht um den Hals herum ist weg.

Diese enttraumatisiernde Sitzung hatte über eine Stunde gedauert, schließlich war die Trauer von ihrem Gesicht gewichen. Wir machten nach dem Termin eine Fotodokumentation. Selina erscheint hier locker und gelöst.

Um 20 Uhr 15 ruft Rosemarie bei mir an, ob ich schon die E - Mails gelesen hätte? Nein, ich bin gerade dabei, alles aufzuarbeiten.

Anamnese vom 10.10.2016

Ich lese, ihre Tochter Noemi, 35 Jahre alt, hat plötzliche Knieschmerzen, die so heftig sind, dass sie nicht gehen kann. Von einer Sekunde zur nächsten war der heftige Schmerz entstanden. Sie war in der Klinik, wurde geröntgt, dort wurde aber nichts gefunden, so dass ein MRT empfohlen wurde.

Sie kann das Knie nicht beugen und nicht strecken, der Schmerz ist supramaximal.

Was mir hierzu einfallen würde?

Ich denke, die einzige plausible Diagnose ist eine Gelenkmaus, die Absprengung eines kleinen Knochenstückchens in Gelenknähe, das in den Gelenkspalt hineinrutscht und hier eine äußerst schmerzhafte Blockade bildet.

Die Therapie wäre eine Arthroskopie und die Extraktion der Gelenkmaus mit einer Zange. Ein leichter und kleiner Eingriff, der sich in Lokalanästhesie bewerkstelligen lässt.

Aber ich sehe auch die Möglichkeit, im Alphazustand den Gelenkfremdkörper zu entfernen.

Wir versuchen es auf die schamanische Art im Alphazustand.

Rosemaries Ängste

Rosemarie berichtet mir, dass sie zittere. Ich sehe, dass wir zunächst Rosemarie behandeln sollten, damit sie die Sitzung möglichst gut verfolgen und mental unterstützen könnte. Ich empfehle ihr, sich
Gelsemium D 1000 und
Argentum nitricum D 1000 einzustreichen, beides wirkt gut, aber sie ist noch nicht ganz entspannt. Daraufhin geben wir die Mittel zur Regulierung des vegetativen Nervensystems,
Sonnengeflecht D 30,
vegetatives Nervensystem D 30,
alle Meridiane D 30 und
Merkur Pl D 30.

Danach berichtet sie, sie habe jetzt kein Zittern mehr, sie fühle sich wieder in ihrer Mitte.

Mentale Chirurgie

Ich nehme Rosemarie in Gedanken an die Hand, wir versetzen uns in den Alphazustand, rufen meinen Freund Ferdinand und bitten ihn, die kleine Operation durchzuführen. Irgendwie verschmilzt er mit mir, sodass ich mit meinen eigenen Händen in den Gelenkspalt eindringe, meine Hand besteht in diesem Moment sowohl nur aus Strahlen, als auch aus einem Material, das in der Lage ist, den Fremdkörper wie eine Murmel im Sand langsam auf mich zurollen zu lassen.

Nach einiger Zeit des Wischens ist die Gelenkmaus draußen und ich kann die Wunde schließen. Genaugenommen ist gar keine Wunde entstanden, sondern ich klebe zunächst das Mausbett zu, indem ich mehrfach darüber streiche und mir vorstelle, dass sich hier neuer Knochen bildet. Als alles fertig ist, vielleicht nach 30 Sekunden, kann ich die Hand langsam aus dem Gelenk wieder herausziehen.

Ich verabschiede mich von Ferdinand, der schnell verschwindet.

Rosemarie konnte interessanterweise aufgrund ihres außergewöhnlichen Einfühlungsvermögens genau "sehen", wie ich die Gelenkflächen reinigte und die Maus langsam herausrollte. Sie war mit mir telepathisch verbunden. Sie konnte auch wahrnehmen, wie Ferdinand und ich miteinander verschmolzen und gewissermaßen mit zwei übereinander gelegten Händen die Operation durchführten.

Obwohl sie also alles sehr lebendig miterlebte und im Geiste sogar sehen konnte, wie Noemi das Knie wieder bewegen konnte, gab es noch genügend Zweifel in ihr, dass sie einfach nicht glauben konnte, dass durch diese mentale Fokussierung im Alphazustand etwas Materielles bewegt und bewirkt werden könnte.

Eine Gelenkmaus ist eine aus Knorpel oder Knochen bestehende frei bewegliche Struktur innerhalb eines Gelenkes.

Rosemaries Zweifel

Ich spürte, wo ihr Fragezeichen saß und fragte sie, ob sie das Fragezeichen, das den Zweifel symbolisierte, spüren könnte? Ja, genau, im Oberbauch. Genau dort hatte ich es auch gesehen, eine schwarze Schlange, die ein Fragezeichen bildete. Ich holte mir das Einverständnis, die Schlange durch den Bauchnabel hinaus zu geleiten.

Tatsächlich konnte die kohlrabenschwarze Schlange durch den Nabel langsam hinausgeschoben werden. Sie fragte noch, wohin? Und ich bot ihr das Terrarium des Zoos an. Damit war sie zufrieden. Kein Dank, keine Emotion, es war eine stumme Kälte, die ich in dieser Schlange spürte. Der Zweifel par excellence, der durch keine Emotion bewegt werden kann.

In der Tat konnte ich die Schlange im Terrarium absetzen, und damit war sie erst einmal entfernt. Es gab noch Restbestände bei Rosemarie, die sich wie eine Schlangenhaut anfühlten und in diesem Moment auch nicht ohne Verletzung entfernt werden konnten.

Auch Rosemarie spürte noch Restbestände in sich. Wir beließen es dabei und nun wäre noch der mentale Test anzuschließen gewesen, wie sie sich fühlt, und ob sie sich vorstellen kann, dass eine mentale Operation auf die Entfernung eine physische Wirkung haben kann.

Nachbeobachtung vom 11. und 12.10.2016, Verlauf

Am 11.10.16 erfahre ich wieder von Rosemarie, dass es Noemi schon recht gut gehe, sie konnte jetzt schon humpelnd laufen. Das Knie kann sie nun wieder bewegen, wenn auch mit dem Gefühl einer Sperre oder einer Einklemmung. Es gab dann irgendwann einen Ruck oder einen Knacks, jedenfalls ging alles danach noch einmal besser. Anscheinend kann sie jetzt auch wieder gehen, wenn auch noch mit Bewegungseinschränkung. Rosemarie war sehr angetan von der effektvollen Wirkung unseres mentalen Tuns, an das sie so schwer glauben konnte.

Am 12.10.2016 erfahre ich zu meiner großen Freude, dass Noemi über keinerlei Schmerzen mehr klagt und anscheinend das klemmende Element "zurück gesprungen" ist oder sich wieder eingerenkt hat. Kein Arztbesuch, keine Medikation, nur mentale Therapie.
Innerhalb von 48 Stunden hat sich also alles wieder "völlig normalisiert".

Ob die Chirurgie eines Tages dieses Verfahren bei sich integrieren wird? Bis dahin werden dann noch einige hinderliche Glaubenssätze zu überwinden sein.

Überlegungen zum Fall

Auch bei akuten, schmerzhaften Erkrankungen ohne klare Diagnose kann die mentale Therapie problemlos eingesetzt werden.

Fall 06 – Poltergeister in einem Oldtimer Wagen

Am 16.07.2017 erscheint erstmals Senta mit einer Freundin zur Konsultation. Sie berichtet über gesundheitliche Probleme, aber auch von Problemen auf ihrem Autohof. Hier werden alte Autos aufgekauft, teilweise sogar aus Amerika, und für Liebhaber wieder hergerichtet. Der Hof läuft aber nicht richtig, die Mitarbeiter sind unzuverlässig und die Kundschaft zahlt nicht pünktlich.

Hof im Alphazustand

Ich sehe mir den Hof im Alphazustand an und erkenne, dass etwa die Hälfte des Hofes schwarz ist. Bei der Ansicht aus der vierten Dimension der Hospitantin Clara ragen mehrere Balken quer in den Hof und stören den Frieden.

Ich gebe dem Hof **Schutz Komplex Z** und **Schwarzmagiertum D 100 Mio.** Ich sehe, wie hunderttausende von Helfern, Geistern und geistigen Gestalten eine Art Plane vom Hof wegziehen, die das Böse wohl symbolisieren sollte. Nachdem die Plane weg war, und noch ein Geschütz weggetragen wurde, war der Platz frei von negativer Energie. Beim Test anschließend kamen alle Momente stark. Der Hof darf jetzt super gut laufen.

Schamanische Sitzung mit dem Schamanen Wolfgang

Hier wurde vom Schamanen Wolfgang eine 14 Stunden dauernde Sitzung durchgeführt, bei der viele negative Geister weggeschickt wurden. Danach sollte alles gereinigt sein. Der unten erwähnte Dodge war allerdings nicht auf dem Hof, weil er eine neue Lackierung erhalten sollte. Hierbei war der Autor nicht anwesend. Es war eine schamanische Generalreinigung erfolgt.

Zweite Anamnese in Estenfeld, Hauptsitzung mit „Drucker als spiritueller Assistent" vom 16.09.2019

Poltergeister

Unter Poltergeistern versteht man unerlöste Seelen, die hier noch auf Erden herumgeistern, die zwar Bewusstsein, aber keinen Körper haben, also in die Kategorie „körperlose Wesen" fallen. Sie machen sich durch Geräusche aller Art bemerkbar, eben durch „Poltern" im Sinne von „Geräusche machen". Naturwissenschaftlich geschulten Menschen fällt es gewöhnlich schwer, sich die Entstehung von Geräuschen vorzustellen, die nicht durch eine Mechanik, sondern nur durch eine spirituelle Energie zu erklären ist.

So viel ich weiß, ist die Herkunft solcher Geräusche bisher auch nie geklärt worden.

Obwohl solche Geräusche immer wieder angezweifelt wurden, wurden sie dennoch immer wieder bestätigt, auch wenn Erklärungsmodelle rein hypothetisch ausfielen.
Wissenschaft beginnt ja dort, wo wir unter gleichen Bedingungen einen Versuch wiederholen können, der dann immer die gleichen Ergebnisse zeitigt. Diese Bedingungen sind bei Poltergeistern nicht gegeben.

Mitten in einer therapeutischen Sitzung am 16.09.2019 in der Nähe von Würzburg in einer befreundeten Praxis erlebte ich zwei Poltergeister, die sich des Druckers bedienten, um Geräusche zu produzieren. Der Drucker war eingeschaltet, aber in Warteposition, arbeitete also nicht.

Das Problemauto – ein amerikanischer Dodge

Als wir über einen alten Dodge sprachen, dessen neu eingesetzte Teile nach wenigen Tagen wieder kaputt gingen, obwohl das völlig unerklärlich war, sah ich mir dieses alte Auto im Alphazustand an. Hier gab es eine große Überraschung. Zwei Gestalten saßen noch darin, die eine am Steuer, die andere auf dem Beifahrersitz. Es waren offensichtlich die Erstbesitzer, die sehr an ihrem Auto hingen. Möglicherweise waren sie bei einem Unfall ums Leben gekommen, und bei den plötzlichen Todesfällen hatte die Vorbereitung auf den Tod gefehlt, sodass sie jetzt noch als Geistwesen im Auto saßen – und sich natürlich für lebendig hielten.

Als ich ihnen anbot, sich doch zu mir und zu uns an den Tisch zu setzen, an dem mein Patient Mike saß, der in der väterlichen Autowerkstatt mitarbeitete, das Auto bestens kannte und ebenfalls wie sein Vater mit den energetischen Problemen kämpfte, stiegen beide nacheinander aus und setzten sich zu uns an den Tisch. Genau in diesem Moment, als sie sich setzten, machte der Drucker einmal ein solches, einmal ein anderes Geräusch. Meine Hospitantin, die ebenfalls anwesend war und die mit Poltergeistern schon Erfahrung hatte, horchte genau wie ich auf. Ich fragte sie, ob sie auch das Geräusch gehört hätte? Und ob es vom Drucker kam?

Ja, es kam vom Drucker. Und das zweite Geräusch war deutlich anders als das erste? Ja, genau. Die Haare an ihren Armen stellten sich bei ihr auf, im Volksmund „Gänsehaut" genannt, bei Thomas Mann im Zauberberg wird hierfür die Formulierung „epidermales Gruseln" verwendet, in Ermangelung eines wissenschaftlich medizinischen Begriffes.

Also, diese beiden Verstorbenen kamen mit zwei unterschiedlichen Geräuschen des Druckers an unseren Tisch, waren konstruktiv, erkannten, dass sie gestorben waren und waren bereit, ins Licht zu gehen.

Der Dodge hatte über mindestens zwei Jahre immer wieder Probleme verursacht, weil immer wieder neue Teile kaputt gegangen waren oder die Funktionen nicht in Gang kamen, sodass schon eine große Summe investiert worden war, ohne dass der Wagen bis zum Verkauf kommen konnte. Es fühlte sich so an, als ob diese beiden Gestalten verhindern wollten, dass ihr heiß geliebtes Auto verkauft werden sollte.

Therapie

Beide Verstorbenen wurden ins Licht geführt.

Erster Verlauf „Dodge", 03.12.2019

Am 03.12.2019 schreibt Senta diesen Verlauf per Email:

„Nachdem die Seelen in deinem Beisein gegangen waren, ging die Arbeit an dem Auto zügig weiter und Mechano war voller Hoffnung. Immer mal wieder Kleinigkeiten, die als „normal" einzustufen sind, kamen schon hin und wieder vor, aber nichts Außergewöhnliches, bis letzte Woche.

Der Kunde, bzw. jetzige Besitzer war vor 3 Wochen da und hat sein Auto Probe gefahren. Alles hat sehr gut geklappt, das Auto ist prima gelaufen.

Bis zum Zeitpunkt des Abholens wurde das Auto täglich bewegt, Mike ist sogar längere Strecken damit gefahren. Freitagabend wurde das Auto in die Werkstatt gefahren, alles war perfekt! Samstagfrüh holte ich den Kunden vom Zug am Bahnhof ab.

In der Zwischenzeit hat Mechano das Auto betanken wollen. Der neue Gummiring um den Tank hatte einen Riss, das ganze Benzin lief unten wieder raus. Die Tankstelle, der Hof, alles war voll. Zusätzlich sind alle Anzeigen im Auto ausgefallen. Wir waren geschockt und der Kunde tief betroffen und sprachlos. Schweigend habe ich ihn wieder zum Zug gefahren.

Inzwischen läuft das Auto wieder, es waren nur Kleinigkeiten, aber mit enormer Wirkung. Der Dodge steht jetzt bei uns in der Garage und wartet hier. Ob der Verkauf noch stattfindet, kann ich nicht sagen, der Kunde will erst einmal seinen Schock verarbeiten. Ich hatte nur das Gefühl, er muss vom Gelände und von der Werkstatt weg, es war zu viel „schwarze Farbe“ um das Auto, das habe ich wahrgenommen. Ich denke auch eher nicht, dass es mit dem Auto zu tun hat, sondern mit einer anderen Energie. Ich habe schon an unseren Wassergeist, Herrn Alqua gedacht, aber mich hält etwas davon ab, noch einmal den Schamanen anzurufen.“

Überlegungen zum Fall (01)

Nachdem also die alten Autobesitzer gegangen waren, kam es dennoch zu einem erneuten Unfall beim Betanken des Autos. Hier schienen sich also mehrere negative Energien zu überlagern, zu potenzieren, miteinander verflochten zu sein, in negativer Weise zu interagieren.
Senta reagierte richtig, indem sie den Wassergeist noch einmal „beruhigte“.

Zweiter Verlauf „Dodge", 22.12.2019

„Zwei Tage nach unserer Korrespondenz wurde der Dodge geholt - es funktionierte auch alles wieder! - und ist seitdem bei dem Kunden, der ihn immer wieder fährt und der berichtet, dass alles in Ordnung sei. Danach wollte ich von dem Doge erst einmal nichts mehr hören und sehen.

Hier noch die Erklärungen zum Wassergeist. Wir haben neben unserem Gebäude einen See und der Schamane Wolfgang sagte, dass dort ein Wassergeist mit Namen Alqua wohnt, in dessen Wohnbereich unsere Firma steht. Die energetische Sanierung diente eigentlich zur Versöhnung mit ihm. Er sollte uns nicht mehr als Eindringlinge sehen. Er bekam unter anderem einen Platz in unserem Büro, dort steht eine Pflanze für ihn, ein Bild vom See und eine Schale mit Seewasser. Diese trocknet ab und zu ein und aus diesem Grund hatte ich das Gefühl, wir huldigen ihm nicht genug und er zeigt wieder mal, wer der Stärkere ist!!! Inzwischen ist aber wieder Frieden und alles hat sich beruhigt."

Dritter Verlauf „Dodge", 13.01.2020

Am 13.01.2020 erhielt ich eine Mail von der behandelnden Kollegin von Senta.

Da sie mit dem Dodge nichts mehr zu tun haben möchte, schreibt die Kollegin mir die Mail. Der Dodge hatte Senta den letzten Nerv geraubt.

„Heute hat bei Senta u.a. noch etwas Fremdenergetisches angezeigt. Dann habe ich mich auf die Suche begeben und bin bei einem außerirdischen Implantat fündig geworden. Dieses habe ich mithilfe eines Gebets (aus dem Buch: Gebete für die Seele von Anton Styger) bearbeitet. Diese Energie zeigte sich im Test eindeutig im Zusammenhang mit dem Dodge.

Was dann passiert ist, war unglaublich. Senta wurde es so schlecht, dass sie würgen musste und sich irgendetwas aus ihrem Bauch entfernt hat. 10 Minuten später ging es ihr besser und beim kinesiologischen Nachtest war alles in Ordnung."

Überlegungen zum Fall (02)

Bei diesem Fall „Dodge" kamen mehrere spirituelle Besonderheiten zum Zug, die sich in dieser Häufung eher selten finden, jedenfalls bei den Fällen, die ich selbst bearbeiten darf.

Der Autohof ist mit negativen Energien belastet. Das amerikanische Auto „Dodge" enthält noch seine ersten Besitzer. Beim Gespräch kommt es zu Poltergeräuschen durch den Drucker, den wir etwas freundlich - ironisch als „spirituellen Mitarbeiter" in unserer Praxis ansprechen. Und es geschehen auch nach der schamanischen Reinigung noch Unfälle und Ungereimtheiten, die mit einem Wassergeist zu tun haben mögen. Vier zentrale Therapiestrategien führten letztlich zu dem einem Ziel, einer positiven Energie auf dem Hofgelände, die sich letztlich in einem funktionsfähigen Auto realisiert:

Die homöopathische Therapie des Hofes im Alphazustand, die schamanische Grundreinigung, die Entfernung der Verstorbenen aus dem Auto und der gute Kontakt zu dem Wassergeist, dem anscheinend ursprünglichen Bewohner des Autohofes.

Fall 07 – Hörverlust und Wirkung von Schwerhörigkeits Komplex Z, Entfremdung

Anamnese vom 20.04.2017

Am 20.04.17 erscheint eine vierköpfige Familie von der Nordsee.

Theodor ist der 11 Jahre alte, 6 Jahre jüngere Bruder von Ferdinand. Er macht einen aufgeweckten Eindruck und hat offensichtlich ein rasches Auffassungsvermögen.

Die Mutter berichtet über Theodor folgendes:
Während der Schwangerschaft mit Theodor war dieser anscheinend in ihrem Bauch mehrfach ohnmächtig geworden.

Als er drei Jahre alt war, wurde er zum Spaß immer wieder in die Luft geworfen. einmal konnte ihn der Vater nicht richtig auffangen und so kam es zu einer Zerrung oder etwas Ähnlichem. Nach diesem Trauma des „Fast - Sturzes" hatte er ein weißes Gesicht, hat beim Essen dann oft grundlos geweint, hatte viele Mittelohrentzündungen, auch nach dem Einsetzen eines Röhrchens. Beim Tauchen war ihm einmal das Trommelfell geplatzt. Links hört er besser als rechts, sodass er automatisch den Kopf nach rechts dreht, um links besser hören zu können. Bis zur definitiven Besserung empfehle ich eine Diagnostik beim Akustiker mit Audiogramm und Anpassung eines Hörgerätes.

Obwohl er genügend trinkt, hat er trockene Lippen. Bei Lichtexposition kommt es zu einem Tränenfluss. Es bestehen Knick - Senkfüße. Er leidet unter Sodbrennen. Auf die Frage, wie lange, meinte Theodor „schon immer". Eine Hausstauballergie ist bekannt. Jede Nacht muss er sich die Nase putzen.

Anscheinend gibt es einen energetischen Knick im ersten Lebensjahr.
In der Schule ist er beliebt und wurde jetzt zum dritten Mal als Klassensprecher gewählt.

Der Vater berichtet, dass Theodor „nicht in die Familie passt" und seinen richtigen Platz noch nicht gefunden hat. Merkwürdigerweise scheint der Vater in Konkurrenz zu Theodor im Familienverband zu stehen.

Alphasitzung

Im Alphazustand sehe ich, dass die beiden Auren von Vater Ulrich und Theodor nicht kompatibel sind. Erst, nachdem ich **Familienaufstellung D 1000, Sonnengeflecht D 30** und **vegetatives Nervensystem D 30** gegeben hatte, näherten sich die Auren einander an.
Später kam es plötzlich zu dem Gefühl, Theodor passt in die Familie hinein. Die Auren waren jetzt kongruent geworden.

Therapie

Für Angst, Trauma in der Vergangenheit, Familienkonstellation, Schwerhörigkeit und Allergien sowie Schulterverspannungen finde ich diese Mittel:

Aconit D 1000
Allergie Komplex Z
Cuprum metallicum D 1000
Halschakra D 30
Mucosa D 30
Musculus D 30
Psycho Komplex Z
Schwerhörigkeits Komplex Z
Trauma Komplex Z

Therapie

Alle Mittel werden als Stirnstrich gegeben.

Wirkung

tiefe Entspannung und Tiefschlaf.

Verlauf vom 22.06.2017

Die Mutter bringt eine Kopie des Audiogrammes von Theodor mit, das VOR der Therapie mit Schwerhörigkeits Komplex Z und dann 7 Wochen NACH Einnahme von **Schwerhörigkeits Komplex Z** angefertigt wurde.

Erstes Audiogramm von vor dem 20.04.2017 (Abb. 1), Zweites Audiogramm vom 08.06.2017 (Abb. 2).

Meine erste Frage nach dem ersten Blick auf diese beiden Audiogramme: „Ist das der gleiche Patient?".

Genau diese Frage hatte auch der Hausarzt gestellt, denn er konnte genau so wenig wie ich glauben, was er sah.

Beim ersten Audiogramm gibt es Einbrüche der Hörfähigkeit bis zu 90 Dezibel, in verschiedenen Tonhöhen 50 Dezibel, 90 Dezibel und 40 Dezibel Hörverlust, und bei der nächsten Tonhöhe wieder 75 Dezibel Verlust. Ein deutlicher bis schwerwiegender Hörverlust (mittelstarke bis starke Schwerhörigkeit).

In der Kontrolle sieht diese Situation so vollständig verändert aus, um ca. das Zehnfache besser, dass man zunächst zweifelt, ob es der gleiche Proband ist. Der Akustiker sagte hierzu, so etwas hätte er noch nie gesehen.

In der Kontrolle nach der Therapie gibt es noch Verluste bei knapp 20 Dezibel und in der nächsten Tonhöhe nur noch 10 Dezibel Hörverlust.

Eine Besserung um ein Vielfaches.

Die einzige Erklärung bleibt im Moment nur die Wirkung der Schwerhörigkeits Globuli.

Falls sich das bestätigen sollte durch ein weiteres Kontroll - Audiogramm, um sicher zu stellen, dass keine Fehler aufgetreten sind, wäre das in der Tat sensationell.

Weiterer Verlauf vom 25.12.2019

Am 25. 12. 2019 erhalte ich von der Mutter der Familie diese erfreuliche Email:

„Wir haben noch kein neues Audiogramm gemacht. Wir haben aber den Eindruck, dass das Hörvermögen unverändert gut oder minimal schlechter ist. Das „minimal schlechter" kann auch an der Pubertät liegen...da hören Kinder ja eh schlechter."

Verlauf für die Entfremdung vom 25.12.2019

„Die Entfremdung war nach der letzten Sitzung kein Thema mehr. Das haben Sie super hinbekommen. Das Verhältnis zwischen Vater und Theodor ist unverändert gut."

Fall 08 - Firmenfusion, Rosenthaleffekt

Anamnese vom 03.05.2017

Emil ist mir seit einigen Jahren als zuverlässiger EDV Mann bekannt, der mich einmal im Jahr aufsucht, um alle medizinischen Bereiche zu besprechen.

Es gibt noch Durchschlafstörungen, die sich unter den Schüssler Salzen 7, 11, und 21 gut bessern lassen. Am besten wäre ein abendlicher Spaziergang.

Seit einer Erkältung im Januar 2017 gibt es als Residuum noch Räusperzwang.

In der Firma gibt es Unruhe, weil zwei Rechenzentren, Nord und Süd, fusioniert (migriert) haben und die Entwicklung jetzt rückwärts geht, vom Porsche zum CV 2, um in einem automobilen Bild zu bleiben.

Für das Räuspern finde ich

Causticum D 1000 und **Psycho Komplex Z**,

für die Schlafstörungen finde ich

Cerebrum D 30 und **Scheitelchakra D 30**.

Rechenzentrum, Fusion, Entwicklung.

Hierfür finde ich die Mittel

Rosenthaleffekt D 30,
Aufbau auf der Tradition D 30 und **mC D 30**.

Alphasitzung

Ich versetze mich kurzfristig in den Alphazustand.

Das erste Bild war also ein Rechenzentrum, das oberhalb eine gelbe, unterhalb eine grüne Aura hatte, die aber nicht flächig aussah, sondern wie ein Reifen. Diese beiden Reifen passten weder in der Farbe noch in der Form genau zusammen. Erst nach Hinzufügen der beiden Mittel **Rosenthaleffekt D 30** und **Aufbau auf der Tradition D 30** kam es zu einem einheitlichen Reifen, der um den ganzen Gebäudekomplex herum lief und von einer einheitlichen Farbe war.

Irgendetwas fehlte noch, eine Art Rekonstruktion war noch vonnöten, sodass ich die mediale Chirurgie wählte, die die inhaltlichen und psychischen Risse, die zwischen den beiden Rechenzentren bestehen mochten, in sich vereinigen konnten. Nach Hinzufügen von **mC D 30** waren die beiden Gebäudekomplexe vereint, und es erschienen zwei Brüder, die an den Schultern zusammenhingen. Zunächst dachte ich bei dem heftigen Zerren der beiden, die Verbindung an den Schultern würde zerreißen. Um so mehr war ich von meiner Bilderserie erstaunt, dass nach einem heftigen Zerren es plötzlich zu einer Fusion kam, der rechte Mann war plötzlich in dem linken Mann drin, und beide waren nicht mehr mit freiem Oberkörper, wie beim Boxen zu sehen, sondern der "Einheitsmann" stand plötzlich mit Krawatte und Anzug da.
Falls das das Bild war für zwei Geschäftsführer, die zunächst gegeneinander kämpften, und sich später aber so gut vertrugen, dass man sie als "eine Stimme" hörte und vernahm, dann war das ein gutes Zeichen.

Der Rosenthaleffekt

Jürgen Höller, ein super Coacher, der mit seinen Vorträgen schon das Olympiastadion von München gefüllt hat, schreibt über den Rosenthaleffekt in einer Mail vom 03.05.2017 Folgendes:

Die Erwartungshaltung schafft Tatsachen:

1963 hat der mittlerweile berühmt gewordene Wissenschaftler Prof. Dr. Dr. Robert Rosenthal (1933 – 2024) verschiedenste Untersuchungen zum „Experimentator - Effekt" durchgeführt. Eines davon, „Pygmalion in the classroom", wurde weltberühmt und fand Eingang in alle psychologischen Bücher weltweit.

Hier das berühmte Experiment:

Er nahm Studenten als „Experimentatoren" (= ein Experimentdurchführender) und Ratten als Versuchsobjekte. Alle Ratten stammten aus standardisierter Laborzüchtung und wurden willkürlich in zwei Gruppen eingeteilt: Die „labyrinthschlauen" und die „labyrinthdummen" Ratten.
Die Studenten wussten dies jedoch nicht, sondern ihnen suggerierte man ein, dass die „labyrinthschlauen" Ratten über Generationen hinweg auf gute Leistungen im Standort Labyrinth gezüchtet worden waren. Und dann gab Rosenthal den Studenten verschiedenste Übungen, die sie mit den Ratten durchführen sollten.

Natürlich ERWARTETEN die Studenten nun bei den „labyrinthschlauen" Ratten von Anfang an bessere Ergebnisse als bei den „labyrinthdummen" Ratten. Und siehe da: Genau diese Erwartungshaltung fand dann auch ihre Entsprechung bei den Ergebnissen: Die „schlauen" Ratten hatten um 51 % bessere Reaktionen als die „dummen" Ratten und die „schlauen" Ratten lernten um 29 % schneller als ihre „dummen" Kollegen. Aber in Wirklichkeit waren alle Ratten ja gleich schlau...

Ähnliche Erwartungs - Effekte hat man auch bei Plattwürmern beobachtet. Diese sind sehr niedere Lebewesen, die im Schlamm am Grund von Tümpeln und anderen nassen Lebensräumen zu Hause sind. Wiederum wurden exakt identisch gezüchtete Würmer in zwei Gruppen eingeteilt:
1. Gruppe: Züchtung mit relativ wenigen Kopfdrehungen und Kontraktionen (reaktionsschwache Würmer).
2. Gruppe: Mit vielen Kopfdrehungen und Kontraktionen (reaktionsstarke Würmer).
Dies wurde den Studenten wiederum vor Durchführung ihrer Experimente suggeriert. Die Ergebnisse waren:
Die „reaktionsstarken Würmer" hatten durchschnittlich fünfmal mehr Kopfdrehungen und zwanzigmal mehr Kontraktionen als die Vergleichsgruppe „reaktionsschwache Würmer". Doch beide Würmer - Gruppen stammten aus exakt den gleichen Züchtungen...

Diese, und viele andere wissenschaftliche Versuche, fanden Eingang im sogenannten Experimentator - Effekt nach Robert Rosenthal. Sie besagt:
Wenn ein Mensch eine Erwartungshaltung an eine Versuchsanordnung hat, dann beeinflusst diese Erwartungshaltung entsprechend stark das Ergebnis!

Und wir sprechen hier nicht von Esoterik, Spiritualität, metaphysischen Gesetzen – wir sprechen von weltweit durchgeführten Experimenten der Schulwissenschaft!!!
Fazit: Welche Erwartungshaltung hast Du? Was erwartest Du von Deinem Einkommen? Welche Erwartung hast Du an Deinen Reichtum? Was für Erwartungen hast Du an Deine Beziehung? Was für eine Gesundheit, Fitness und Energie erwartest Du Dir in 10, 20, 30 Jahren? Welche Erwartungshaltung hast Du an die Zukunft Deines Lebens?

Ergänzung zum Thema Rosenthaleffekt, Effekte der Erwartungshaltung

1965 untersuchten die US-amerikanischen Psychologen Robert Rosenthal und Lenore F. Jacobson in einem Feldexperiment die Lehrer - Schüler - Interaktionen an einer Grundschule. Die Schule war dreizügig. Es gab einen schnellen, einen mittleren und einen langsamen Zug. Dies ist bei öffentlichen Grundschulen in den USA nicht selten.
Den Lehrern wurde vorgetäuscht, dass auf der Basis eines wissenschaftlichen Tests die Leistungspotenziale der Kinder eingeschätzt werden sollten. Durch diesen Test würden, so die Schilderung gegenüber den Lehrern, die 20 Prozent Schüler einer Schulklasse identifiziert werden, die kurz vor einem Entwicklungsschub ständen. Bei diesen Bloomers (Aufblühern) oder Spurters (Sprintern) sei im folgenden Schuljahr mit besonderen Leistungssteigerungen zu rechnen. In Wirklichkeit wurden die 20 Prozent der Schüler jedoch ohne Wissen der Lehrer zufällig per Los ausgewählt.
Durch den Test wurde nicht das Leistungspotenzial der Schüler, sondern deren IQ gemessen. Acht Monate nach dem ersten IQ - Test wurde dieser mit allen Schülern der Grundschule wiederholt.

Die IQ - Steigerung war bei den zwanzig Prozent der Schüler, deren Leistungssteigerungspotenzial als besonders hoch eingestuft worden war (Experimentgruppe), deutlich größer als bei Schülern, bei denen kein besonderes Leistungssteigerungspotenzial identifiziert worden war (Kontrollgruppe). Weil außer der Information der Lehrer über das vermeintliche Leistungssteigerungspotenzial alle anderen Bedingungen konstant gehalten wurden, kann der einzige Grund für die faktische Leistungssteigerung der Schüler in den Erwartungen der Lehrer gegenüber diesen Schülern gelegen haben.
Nach einem Jahr steigerten die Aufblüher ihren IQ viel stärker als Kinder aus der Kontrollgruppe. Der Effekt war bei Kindern der ersten und zweiten Klasse besonders stark. Die größten IQ-Gewinne wiesen die Schüler des mittleren Zuges der Oak School auf. Insgesamt konnten 45 Prozent der Aufblüher ihren IQ um 20 oder mehr Punkte steigern, und 20 Prozent konnten ihn gar um 30 oder mehr Punkte steigern. Die IQ - Steigerungen waren bei den Kindern am stärksten, die ein besonders attraktives Äußeres hatten. Auffällig war weiterhin, dass der Charakter der so genannten Aufblüher von den Lehrern positiver beurteilt wurde.

Überlegungen zum Fall

Wir besprachen die Essenz dieser interessanten Beobachtungen, die auch an Schülern gemacht wurden. So wurden aus guten Schülern schlechtere, wenn man sie in die Klasse „B" setzte, und aus schlechteren Schülern wurden bessere, wenn sie sich in der Klasse „A" mit der besseren Erwartungshaltung an Leistung und Disziplin befanden.

Für das Rechenzentrum bedeutete das, dass die rückwärts gerichteten Schritte, die durch die Fusion (=Migration) drohen, durch ein „gutes Denken an die Entwicklung und an die Fortschritte beider Rechenzentren" günstig beeinflusst werden können.

Falls die Geschäftsführer, die verschiedene Konzepte nun an einen runden Tisch bringen, flexibel sind, konstruktiv denken und den Fortschritt fokussieren (statt die höhere Gehaltsstufe, den größeren Einfluss auf die Firma und ihr Schicksal, die Möglichkeiten der Steigerung der eigenen Lebensqualität), dann könnte sich das Blatt noch zum Guten wenden. Vermutlich wäre der Effekt um so größer, je mehr Menschen ihre Gedanken auf eine konstruktive Haltung der unterschiedlichen Geschäftsführer lenken.

Verlauf vom 18.04.2018

Am 18.04.2018 berichtete Emil, dass die Fusion sehr gut verlaufen sei!
Möglicherweise war das Bild, das ich im Alphazustand gesehen hatte, schon im Kosmos vorprogrammiert, sodass ich eine Art Blick in die Zukunft tun konnte. Möglicherweise gab es aber auch durch meinen Blickwinkel und die „Bestrahlung" der Firma / der Firmen mit den Mitteln **Rosenthaleffekt D 30**, **mC D 30** und **Aufbau auf der Tradition D 30** einen Impuls, der die Fusion positiv beeinflusste.

Der Räusperzwang sei noch geblieben, aber der Schlaf habe sich unter **Psycho Komplex Z** sehr gebessert.

Das Sodbrennen sei weitgehend verschwunden.

Er berichtet, dass auch sein Gedächtnis besser geworden sei, und er habe wesentlich weniger Wortfindungsstörungen als früher. Das führt er auf den **Gedächtnis Komplex Z** zurück. Die Dosierung für den **Gedächtnis Komplex Z** wird durch seinen Heilpraktiker bestimmt, der regelmäßig 1 Globulus pro Woche als Empfehlungsdosis findet!

Fall 09 – Auflösung einer Lebensblockade – Cindy, *1959

Anamnese vom 28.11.2019 in Lübeck

Die 60 Jahre alte Cindy spricht davon, dass ihr Leben in einem ständigen Auf und Ab bestehe, und zwar dahingehend, dass wenn sie eine Türe geöffnet hat, dass dann alle möglichen Hindernisse auftreten, die sie daran hindern, diese geöffnete Türe auch zu durchschreiten.

Sie ist Künstlerin, malt, hat auch eine Galerie oder eine Werkstatt, wo sie eine Kunstlehrerin hat, die sie unterstützt.

Jetzt hat sie einen großen Auftrag bekommen, ein riesiges Bild von 3 x 8 Metern Größe zu entwerfen. Immer, wenn sie die Energie zum Malen spürt, kommt ihr Mann oder der Sohn Moritz und zieht sie energetisch wieder in die Tiefe, sodass sie keine Inspiration mehr zum Malen hat.

Sie meint, sie habe eine große Lebensblockade, die verhindert, dass sie endlich etwas fertig bringen könnte.

Blockadelösung im Alphazustand

Im Alphazustand hatte ich eine Giraffe gesehen, die auf Knopfdruck zusammenbrechen konnte. Genau so fühlte sich Cindy auch. Erst voller Energie, und auf Knopfdruck bricht alles zusammen.

Die Gelenke waren ziemlich mechanisch, sodass ich als erstes Mittel zur Blockadelösung **Bryonia D 100 Mio.** versuche. (Bryonia = roboterartige Steife).

Wirkung: Verwandlung der Giraffe in ein menschliches Wesen.

Bei genauem Hinsehen entdeckte ich, dass die Gehirnstrukturen ziemlich durcheinander gewürfelt sind, „Spaghetti Bolognese" oder „Heu und Stroh".

Um hier Ordnung zu schaffen, benötigte ich diese Mittel:

hinderliche Glaubenssätze D 1000,
Phasenverschiebung D 30 und **Aura Komplex Z**.
Zusätzlich gab ich noch **Intuitions Komplex Z**.

Wirkung: Jetzt schienen sich die Gehirnwellen parallel und kraftvoll zu bewegen.

Nachdem im Kopf jetzt eine Art Ordnung entstanden war, bemerkte ich, dass die Körperkonturen unregelmäßig und ausgebeult waren wie bei einem Lebkuchenmann.
Hierfür gab ich dann

Tuberculinum KOCH alt D 200
(Tuberculinum = genetische Disposition, Altlasten).

Die Wirkung war erstaunlich, die Konturen waren jetzt oval und glatt, aber es kam zu ständigen aufsteigenden Wellen, die im halben Sekundenabstand von unten nach oben fluteten. Anscheinend gab es eine Art Überlaufen eines Wassers, das ständig anstieg und das Konturenmännchen überflutete.
Für diese Überflutung gab ich

Sepia D 1000 (Sepia = viele wässrige Symptome)

Die Überflutung hörte sofort auf. Jetzt war die Figur innerhalb der Aura gut zentriert, aber die Aura war matt, kraftlos und lichtlos.

Ich dachte an eine Schilddrüsen Unterfunktion und gab zunächst **Schilddrüsen Komplex Z** ohne große Veränderung. Erst als ich **Helleborus D 1000** hinzufügte, wurde die Aura hell und farbig. Aber sie stand still, und ich dachte, eigentlich benötigte sie noch etwas Bewegung.

Es gab also alles, nur eben diese Starre störte noch.
Für die Starre dachte ich, wären die beiden Energiebelebungsmittel richtig, **Medulla ossis D 30** und **Yucca D 1000**. Da beide im Psycho Komplex Z drin sind, gab ich versuchsweise den

Psycho Komplex Z.

Wirkung: Jetzt kam die Aura in Bewegung, und der letzte Teil der Blockade schien zu verschwinden.

Therapie mit Stirnstrich

Alle 10 Mittel wurden jetzt als Stirnstrich gegeben.
Anschließend wurde die „Dienstanweisung" - **„Es gibt nichts zu tun, alles geht von selbst"** - in den Scheitel eingeklopft.

Cindy berichtete, dass dieser letzte Satz, „Es gibt nichts zu tun" wie ein starkes Mantra ihren ganzen Geist umfasst hatte und sie hörte diesen einen Satz die ganze Zeit, bis ich sie nach 15 Minuten wieder „aufweckte". Es war ein sehr wohltuendes Gefühl.

Kinesiologischer Test

Während am Anfang der Arm bei „Blockade" noch schwach geworden war, war er jetzt stark, ein Zeichen dafür, dass die Energie angekommen war.

Überlegungen zum Fall

Genau genommen stehen mir mindestens zwei Möglichkeiten zur Verfügung, eine Lebensblockade zu lösen.

Einmal ist es der intuitive, bildhafte Weg über eine Alphasitzung, einmal ist es die systematische Analyse der Ursachen über die Homöo – Kinesiologie.

In der Bilderfolge erschien eine Sequenz, die mit ihren Blockaden durchaus etwas zu tun hatte.

In der Systematik erscheinen möglicherweise noch andere Ursachen, die zu anderen Mitteln führen.

Nachdem wir bei der letzten Sitzung die Systematik gewählt hatten, hatte ich für diese gegenwärtige Sitzung als Ergänzung die intuitive Suche nach Bildern und lösenden Mitteln für richtig gefunden.

Im Nachhinein erzählte sie mir, dass sie tatsächlich unter einer Schilddrüsen Unterfunktion leidet, wofür sie jetzt noch 50 µg L – Thyroxin tgl. einnehmen würde. Intuitiv hatte ich den Energiemangel auf die Schilddrüse bezogen, nachdem sich unter dem Stichwort „Energiefeld D 30" nichts getan hatte und der Zufluss der Energie ausgeblieben war.

Auch bestätigte sie das Bild der Giraffe, die man durch Daumendruck zum Zusammenbruch bewegen kann, da sie sich genau so wie eine solche Spielgiraffe fühlen würde. Das Bild würde zu 100 % zutreffen.

In der Systematik wäre mir die Schilddrüse vermutlich entgangen, weil sie ja mit L – Thyroxin ausreichend behandelt wird. In der intuitiven Phase war die Schilddrüse als Energielieferant plötzlich im Vordergrund und wollte behandelt werden.

So haben beide Verfahren ergänzende Wirkungen.

Nachwort

Wie in den obigen sehr unterschiedlichen Fällen gezeigt wurde, kann man den vierten Bewusstseinszustand leicht in einer Situation verwenden, die anamnestisch unbefriedigend bleibt, oder in welcher zusätzliche Informationen über die Aura des Patienten erforderlich erscheinen.

Nebenbefundlich, also nicht zur mentalen Fokussierung gehörend, fand sich bei einem Jungen eine Hörverbesserung von erstaunlichem Ausmaß. Der Rosenthaleffekt wird besprochen, der von mir potenziert wurde und hier eine interessante Anwendung fand. Da viele Entscheidungen in unserem Leben von der Erwartungshaltung unserer Umgebung – Eltern, Schwiegereltern, Partner, Kinder, Arbeitgeber und behördliche Institutionen gefällt werden, spielt die Erwartungshaltung unserer Umgebung für unser eigenes Leben eine entscheidende Rolle. Um den eigenen Erwartungen Raum zu geben, die in unserem Leben Priorität genießen sollten, ist es möglich, den Rosenthaleffekt auch therapeutisch zu nutzen. Es wird auf die mediale Chirurgie eingegangen, die bei Knochenbrüchen oder hier dem Herausspringen einer Gelenkmaus hilfreich sein kann.

Das Nebeneinander von sehr unterschiedlich gelagerten Fällen, bis hin zu Poltergeist und Besetzung zeigt, dass die mentale Therapie im Rahmen von homöopathischen Sitzungen, die durch Kinesiologie kontrolliert werden, sich in jeder Lebenssituation als hilfreich erweisen kann.

Heinrich Zeeden,
Lübeck, den 14.12.2025

Literaturverzeichnis
Alphatechniken in der Homöopathie. Teil 2 – Sprechstunde

Grothe und Drinneberg, Lernen mit Cartoons, Fall 3

Höller, Jürgen, viele Titel, Fall 8

Rosenthal, Robert, Pygmalion Effekt

Robert Rosenthal, Lenore Jacobson: Teachers' Expectancies: Determinants Of Pupils' IQ Gains. In: Psychological Reports. Band 19, 1966, S. 115–118.

Alphatechniken in der Homöopathie

Teil 3

Die Beeinflussung der scheinbar unbelebten Welt

Inhaltsverzeichnis - Teil 3

Die Fälle

Einleitung

Alpha ist der erste Buchstabe im griechischen Alphabet. Im hebräischen Alphabet heißt er Aleph. Nach diesem Namen wurde ein Roman von Paul Coelho genannt, der sich mit den Möglichkeiten von Reinkarnationstreffen beschäftigt.

Alpha hat mehrere Bedeutungen, die hier kurz angedeutet werden sollen. Alpha und Omega – der Anfang und das Ende, vorwiegend im christlichen Bereich verwendet für die göttliche Macht. Omega ist der letzte Buchstabe im griechischen Alphabet.

In der Psychologie spricht man von Alpha Männchen, Beta Männchen und Omega Persönlichkeiten.

Alpha führt das Rudel an, hat also Führungsqualitäten. Beta ist der gestandene Soldat, der Fähigkeiten hat, aber nicht befiehlt, und Omega Persönlichkeiten kommen ganz zum Schluss, diejenigen Personen, die die Mappe des Chef tragen oder dem Boss die Türe öffnen.

Alphawellen im Gehirn sind diejenigen Wellen, bei denen man sich besonders gut entspannen kann. Sie werden bei 8 bis 12 Hertz angegeben.

Genau genommen geht es aber um die Frequenzen, die sich zwischen 4 und 9 Hertz befinden.

Die berühmte Schumann Frequenz liegt bei 7,83 Hertz und ist besonders geeignet, psychische und spirituelle Erfahrungen zu machen. Sie tritt häufig bei Meditierenden auf.

In diesem Bereich werden plötzlich Dinge möglich, die wir für unwahrscheinlich oder für unmöglich halten.

Warum ist es wichtig, in diesen Zustand einzutreten? Es ist dann wichtig, wenn wir therapeutisch in einem Bereich tätig werden wollen, der nicht mehr stofflich ist. Dieser Bereich ist die Welt der Visualisation, der mentalen Vorstellung, der Phantasie, der Konzentration, der Vision und der Begegnung mit körperlosen Wesen.

In meiner eigenen Biografie erschienen immer wieder Notfälle, die mich gewissermaßen zwangen, neue Wege einzuschlagen, mentale Versuche anzustellen, um krankhafte Zustände so rasch zu verändern, sodass ich ein Desaster vermeiden konnte.

Das Eintauchen in die Sphäre der Visualisation ist jedoch nicht ganz ungefährlich, da es auch Nebenwirkungen geben kann, mit denen wir nicht unbedingt rechnen können.

Schutzmechanismen

Hier gilt es also, die eigenen Schutzmechanismen so gut auszubauen, dass ungewollten Übertragungen möglichst vermieden werden.
Hierfür eignen sich aus meiner Sicht drei homöopathische Mittel,

Aurainterferenz D 100 Mio.,
Goldenes Ei D 30 und
Phosphor D 1000.

Diese Mittel, oder die Erweiterung, den Schutz Komplex Z, kann man vor jeder Sitzung als Globuli einnehmen oder sich selbst als Stirnstrich geben.

Die Visualisierung einer goldenen Aura für sich selbst erscheint ebenfalls einen sicheren Schutz darzustellen.

Im Jahre 1973 machte ich meine erste Reise nach Indien.

Wir fuhren zu zweit, meine Begleiterin hieß Dagmar und war eine Kommilitonin aus Saarbrücken, die ebenfalls in Homburg Medizin studierte.

Im Juni 1973 hatte ich das Physikum bestanden, und nun lockten die Semesterferien mit der Möglichkeit, die weite Welt erstmals in Südasien zu erkunden.

Letztlich führte uns die Reise durch Indien, Nepal und Burma (heute Myanmar).

Da wir erst ein klinisches Semester besucht hatten, wussten wir von Medizin so gut wie nichts, außer eben der Anatomie, der Physiologie und der Biochemie. Wie Krankheiten entstehen, wie man sie diagnostiziert oder gar behandelt, davon hatten wir allenfalls rudimentäre Vorstellungen. Wir wussten nicht einmal, wie eine Erkältung entsteht. Wir waren noch „chemisch rein", wie man damals zu sagen pflegte.

Wir hatten auch keine Vorstellung davon, welche Gefahren in Indien auf uns lauern könnten. Dagmars Eltern waren beide Ärzte und rieten, so lange es keine Hepatitis Impfung gäbe, zu einer Injektion mit Immunglobulinen. Diese wollten wir uns gegenseitig auf dem Flughafen spritzen, wo wir uns treffen wollten. Leider gab es nur eine Dosis Immunglobuline, sodass nur Dagmar den immunologischen Schutz erhielt.

Schon am ersten Tag gab es Stiche von großen Insekten, die wir nicht einordnen konnten.

Es gab anschließend allergische Erscheinungen, die zu einer ärztlichen Konsultation zwangen. Ein indischer Arzt, der den Namen unserer beiden neu gewonnenen Freunde hörte, Weber, assoziierte sofort das Weber – Zeichen aus der Akustik. Er war gut gebildet und wusste sofort Bescheid.

Unter Cortison gingen die allergischen Erscheinungen wieder zurück und ich hoffte, dass damit alles ausgestanden wäre.

Schließlich hatten wir den Subkontinent gründlich bereist, waren mehrere tausend Kilometer mit dem Bus und der Bahn unterwegs gewesen und warteten jetzt auf die Bestätigung unseres Rückfluges in Bombay (heute Mumbai).

Schon damals gab es vorwiegend Nachtflüge, die nach Europa gingen. Wir wollten nach Amsterdam fliegen und von dort aus dann mit der Bahn nach Saarbrücken und Tübingen gelangen. Wir saßen also nachts in einem der Wartesäle weit außerhalb des Stadtzentrums von Bombay und warteten auf unseren Flug.

In dieser Situation erlebte ich nun die Krise.

Dagmar teilte mir mit, dass sie so schwach sei, dass sie nicht einmal von ihrem Sitz aufstehen könnte, es sei ihr sterbenselend zumute, und sicherlich müsse sie bald sterben, den Rückflug könnte sie unmöglich antreten, und ich sollte ihrer Mutter doch unbedingt noch Grüße von ihr ausrichten, falls sie dann nicht mehr am Leben sei.

Nun war ich also 23 Jahre alt, wusste von der Welt noch nicht so recht, wie sie funktionierte, und schon trat die erste Krise in mein Leben, mit der ich nun fertig werden sollte.

In Tübingen, Stuttgart – Hohenheim und Zangberg hatte ich bereits einige Meditationskurse besucht, sodass ich mit den meditativen Techniken vertraut war.

Mein medizinisches Wissen hätte mich auch nicht weiter geführt, denn wir hatten buchstäblich nichts in der Hand, kein Injektionsmaterial, keine Apotheke, und die Fahrt ins Zentrum, ca. 25 km, war auch kaum zu überbrücken in diesem Zustand.

Ich lenkte also in einer meditativen Sitzung die heilenden Kräfte des Kosmos in Dagmars Kronenchakra hinein, und nach einer halben Stunde konnte sie mir berichten, dass sie ihre alten Kräfte wieder gefunden hatte. Zunächst wollte sie die Hitze zu den Fußzehen hinaus schieben, aber das ging nicht, weil die Öffnungen zu klein waren.

Daher nahm sie das Scheitelchakra, und siehe, das ging gut. Als sie die Hitze los war, hatte sie ihre Kraft wieder gefunden.

Sie sprang auf und holte einen Kaffee. Das war für mich überzeugend.

Heilfroh, keine schwer kranke Kommilitonin mit nach Hause zu bringen, flogen wir über Beirut nach Amsterdam.

Später stellte sich durch Blutuntersuchungen heraus, dass sie eine schwere Leberentzündung gehabt hatte (Hepatitis), die später aber folgenlos ausheilte.

Einige Jahre später hörte ich, dass ein junge Mann von 20 Jahren, der ebenfalls das erste Mal in Indien war, wenige Tage nach seiner Ankunft an einer fulminanten Leberentzündung gestorben war. Es hätte also auch viel schlimmer kommen können.

Und die Immunglobuline? Diese wirken sehr unspezifisch und deren Wirkung lässt nach wenigen Wochen schon nach. Die Krise kam aber erst nach 11 Wochen Aufenthalt in Indien.

Auf dieser Reise gab es noch ein weiteres Erlebnis, das zum Thema Alpha gehört.

Als wir in Beirut zwischenlandeten und ich in den Transfer Bereich ging, schaute ich mir die Auslagen der Geschäfte an. In dem Moment, wo unser Flug aufgerufen wurde und wir wieder ins Flugzeug gehen konnten, fiel mir blitzartig ein, dass meine Kollegin Münzensammlerin war und dachte, jetzt muss ich sofort einige Münzen eintauschen. Das ganze Unternehmen ging schnell, dauerte etwa eine Minute, sodass ich das Flugzeug noch rechtzeitig erreichte.

Wie groß war meine Enttäuschung, als ich meine gerade noch in letzter Sekunde umgetauschten Münzen aus dem Libanon aus der Tasche zog, um sie als kleine Geschenkgeste zu überreichen, und Dagmar sagte: „Naja, ich wusste ja schon, dass Du die Münzen mitbringst – Danke".

Da ich nachfragte, woher sie das denn so genau wissen könnte, sagte sie, dass ihr in letzter Minute eingefallen sei, dass sie unbedingt noch libanesische Münzen haben wollte, diesen Gedanken zu mir „herüber gefunkt" hätte, und als ich ihn aufgefangen hätte, hätte sie sich entspannt zurück gelehnt, weil sie wusste, es klappt.

Sie hatte also einerseits unsere telepathischen Möglichkeiten genutzt, um ihren Wunsch bei mir „unterzubringen", andererseits war sie selbst auch genügend sensibel gewesen, um zu bemerken, dass der Gedanke „angekommen" war und gerade dabei war, umgesetzt zu werden.

Bei der Frage, wie man einen fremden Gedanken bemerkt, und ob man ihn von einem eigenen Gedanken unterscheiden kann, ist die Antwort schwierig. Ich hatte damals nicht bemerkt, dass es ein fremder Gedanke war, der zu mir geflogen kam, sondern ich hatte ihn wie gewöhnlich für meinen eigenen Gedanken, für meine eigene Idee gehalten.

Selbst im Nachhinein wäre ich mir nicht sicher, ob ich einen eigenen von einem fremden Gedanken unterscheiden könnte.

Häufig wurde mir von Freundinnen berichtet, dass eine die andere anrufen wollte, und im gleichen Moment wurde sie genau von jener Freundin angerufen, an die sie gedacht hatte. Dieses Phänomen scheint oft vorzukommen. Aber wer von den beiden den ersten Gedanken hatte, sich gegenseitig anzurufen, das lässt sich kaum klären.

Die Parkplatzsuche

Es gibt in Fulda und Lübeck Bereiche, bei denen regelmäßig mehr Fahrzeuge einen Parkplatz suchen, als Parkplätze vorhanden sind.

Das ist das Klinikum Fulda und der Hauptbahnhof in Lübeck. Vermutlich gibt es von dieser Sorte Engpässe noch einige mehr.

Wie kann man also erreichen, dass man einen Parkplatz findet, obwohl die Chancen deutlich unter 50% liegen, dass man auf Anhieb einen finden kann?

Diese Chance kann man offensichtlich mental verändern, sodass man nur noch 10 % lange suchen muss und zu 90 % rasch einen Parkplatz findet.

Mit einer mentalen „Vorbestellung" eines Parkplatzes, der Vorstellung, da ist ein Parkplatz frei, kann man anscheinend rascher fündig werden, als wenn man sich auf sein Glück verlässt und keine mentale Vorbereitung trifft.

In manchen Fällen konnte ich sogar geografisch sehen, an welcher Stelle eine Lücke besteht oder ein Auto ausparken würde, um den Platz frei zu geben.

Dies habe ich, wenn ich Beifahrer war, auch im Voraus kund getan und so konnten wir dann zu zweit sehen, dass diese Form der „Voraussicht" zutraf.

Vermutlich gibt es zu diesem Phänomen, das sich bei mir und bei zahlreichen Bekannten bestätigt hat, keine wissenschaftliche doppelblinde Untersuchung, obwohl sich diese leicht anstellen ließe.

Man könnte zur gleichen Zeit, 16 Uhr zum Beispiel, zwei Autos, die nichts voneinander wissen, zum gleichen Parkplatz ins Klinikum Fulda schicken und ab dem Abbiegen in den Parkbereich die Zeit stoppen, wie lange es dauert, bis das Auto in einer Parklücke zum Stehen kommt.

Einer der beiden Fahrer bereitet sich mental vor, der andere nicht.

Zehn solcher Versuche würden wahrscheinlich zeigten, ob es Sinn hat, diese Versuche fortzusetzen, oder ob es sich deutlich erweist, dass die Zeiten bis zum Einparken so verschieden sind, dass man nicht mehr an Zufall glauben möchte.

Der nächste Schritt wäre, beide bereiten sich mental vor, und dann kann man sehen, ob sich die unterschiedlichen Einparkzeiten angleichen.

Der Freiburger Parapsychologe Hans Bender, der sogar einen Lehrstuhl für Parapsychologie hatte, würde solche Untersuchungen sicherlich wissenschaftlich genau und gut dokumentiert durchgeführt haben, wenn er diese Fragestellung für relevant gehalten hätte und sie ihm bekannt gewesen wäre.

Und schließlich gibt es noch die unwahrscheinlichste aller Möglichkeiten, dass alle fünfzig Fahrzeuge, die um 16 Uhr den Parkplatz gleichzeitig anfahren, sich mental vorbereiten. Was passiert dann? Finden alle blitzschnell eine Parklücke, obwohl der Parkplatz voll ist, wenn sie eintreffen?

Oder findet derjenige am schnellsten einen Parkplatz, der am besten visualisieren kann, am besten mental fokussieren kann und somit der Beste hinsichtlich der mentalen Fähigkeiten ist?

Das wäre dann ein Wettrennen um den ersten Platz im Hinblick auf die Fähigkeit, Wünsche in Form von Visualisierungen in den Kosmos zu schicken und von dort aus eine rational nicht zu begründende Resonanz zu erhalten.

Das wäre dann die telepathische Alpha – Olympiade.

Die astrale Verabredung

Im Jahre 1982, als ich einen Akupunkturkurs in München absolvierte, gab es einen Kursteilnehmer namens Constanz, der mir abends eine interessante Geschichte erzählte, über die ich lange nachdachte. Ich nenne sie „Die astrale Verabredung".

Der Kollege, fertiger Mediziner, hatte einen Freund, der Gefangene besuchte. Einer seiner Klienten erzählte ihm die Geschichte, die ich nun aus zweiter Hand erhalten habe.

Der Gefangene erzählte nun seinem Betreuer unter der Bitte, die Behörden von dieser Gegebenheit nicht zu unterrichten, dass er nach einer Messerstecherei schwer verletzt war und in einem Operationssaal landete, wo er plötzlich wie von oben herab sah, dass die Ärzte um sein Leben kämpften. Für ihn war das ein schmerzfreier Anblick, er konnte die Kollegen hören und genau sehen, interessierte sich aber nicht für ihre Gespräche.

Plötzlich wurde er in einen „anderen Raum“ gezogen, und hier sah er etwas Furchtbares.
Er sah einen großen Berg von Körpern, die alle unter einer Verletzung litten. Alles war grau und unangenehm anzusehen. Der ganze Berg von Körpern stöhnte, ächzte und keuchte, vielleicht kann man sich ein Nest voller Schlangen vorstellen, wo alle Körper so dicht aneinander liegen, dass man die Körper kaum noch voneinander unterscheiden kann.

Aus diesem Berg nun nahm ein 6 Monate altes Kind Kontakt zu ihm auf. Ein Messer steckte ihm im Bauch oder Rücken, und es litt Qualen.

Dieser Junge also fragte ihn, ob er ihn erlösen könnte.

Gutmütig und ahnungslos, wie der Man auf seinem astralen Trip war, stimmte er zu und hörte noch, wie der Junge sagte, er wird bei ihm inkarnieren und wenn er sechs Monate alt ist, müsste er genau so von ihm getötet werden, wie er ihn jetzt da liegen sah.

Als er seine Zweifel anmeldete, beruhigte ihn der Junge, es käme alles wie eines zum anderen, und es würde schon gehen, nur benötige er unbedingt noch seine Zustimmung und seine Zusage.

Also gab er ihm die Zusage. Anschließend wurde der Patient wieder in seinen frisch operierten Körper zurückgezogen und vergaß dann wohl nach dem Aufwachen, dass er eine astrale Verabredung getroffen hatte.

Er war jung verheiratet, und nun bekam seine Frau ein Kind, und als das Kind sechs Monate alt war, wurde es schwer krank. Die Frau lief aus dem Haus, um Medizin zu holen, und da kam es plötzlich über ihn, den Sohn töten zu müssen. Er sah das Kind auf dem Bauch liegen, sah das Messer in der Küche, nahm es und rammte es dem Kind in den Rücken. Erst danach, als er das Kind tot in seinem Bettchen sah, kamen ihm die Bilder wieder zum Bewusstsein, dass er diese Situation bereits schon einmal vor Augen gehabt hatte, bei seiner astralen Verabredung. Es kam ihm vor wie ein Déjà-vu.

Danach passierten noch einige sehr merkwürdige Dinge, die kaum zu beschreiben sind.

Ein Engel erschien, ein Teufel erschien. Der Teufel wollte nun die Seele holen, die Seele des Kindes, aber der Engel kämpfte mit ihm und hielt ihn von dem Jungen fern.

Der Engel mahnte noch zur Beeilung, dass die Seele auch schnell verschwinde, er könne den Teufel hier nicht ewig in Schach halten.

Also flog die junge Seele davon, bedankte sich noch einmal herzlich für die „Rettung" und verschwand.

Danach ging der Teufel knurrend wieder weg, er war leer ausgegangen.

Der Engel empfahl nun dem Mörder seines Kindes, die wahre Geschichte möglichst nicht preis zu geben, da kein Mensch ihm glauben würde. (Das konnte ich gut verstehen, denn auch für mich war es kaum zu glauben, was ich da hörte).

Er empfahl ihm, zu allen Vorwürfen zu schweigen oder den Hergang zu bestätigen, aber die Gründe für sein Tun möglichst im Dunkeln zu lassen.

So kam es, dass der junge Vater zu einer Gefängnisstrafe von mehreren Jahren verurteilt wurde und diese Strafe nun mit der Überzeugung absaß, dass er zumindest die astrale Verabredung eingehalten habe.

An dieser Stelle möchte ich betonen, dass ich keineswegs der Meinung bin, dass man alle begangenen Straftaten unter einem Aspekt wie diesem betrachten kann und darf. Dennoch war die Geschichte, so unglaublich sie klingt, für mich eindrucksvoll, und daher bringe ich sie an einer Stelle, wo von den unsichtbaren Dingen der Energie die Rede sein soll.

Ein Beispiel aus der Literatur

Dietrich Klinghardt ist Arzt und Lehrer für Kinesiologie und hat in Baden – Baden auf der Medizinischen Woche über viele Jahre ausgezeichnete Vorträge gehalten. Zusätzlich schrieb er das Buch „Lehrbuch der Psycho – Kinesiologier“, in dem auch eindrucksvolle Beispiele für außersinnliche Wahrnehmung und Ähnliches beschrieben wird.

Da dies kein Buch werden soll, das nur zu beweisen versucht, dass es Bewusstsein auch ohne körperliche Klarheit Anwesenheit geben kann, halte ich mich bei den Nahtoderlebnissen nur kurz auf. Aber auch sie gehören zu dem Konzept, dass Bewusstsein auch ohne Körper existiert und zu Wahrnehmungen fähig ist.

Ein Patient, der an einer Gallenblase operiert wurde, stieg während der Operation aus seinem Körper aus und betrachtete den Operationssaal, machte hier gewissermaßen einen mentalen Spaziergang.

So kam er auch an der Tafel vorbei, auf der die Namen standen von jenen Patienten, die am selbigen Tag in diesem Operationssaal operiert werden sollten. Er merkte sich die Namen und konnte diese auch nach gelungener Operation wiedergeben.

Außerdem schwebte er noch unter die Decke. Von hier aus konnte er bei einem Nebengebäude einen Turnschuh sehen, der sich unter dem Dach eingeklemmt hatte.

Sein Stationsarzt „war interessiert" und veranlasste, dass der Hausmeister mit einer Leiter unter dem Dach einmal nach sehen sollte, ob sich da wirklich noch ein alter Schuh befinden würde. Von unten aus gab es keine Position, von der aus der Schuh gesehen werden konnte.

Ein großes Erstaunen ging durch die Reihen der Krankenhausangestellten, als der Hausmeister einen Schuh entdeckte, herauszerrte und dem Stationsarzt überreichte.

Bei dieser Geschichte sind nun zwei Dinge auffallend. Einmal, die Entdeckung eines Schuhs, der von allen anderen Stationszimmern nicht gesehen werden konnte, sodass man zugeben muss, dass der Patient in seiner außerkörperlichen Situation etwas gesehen hat, das auf normalem Wege nicht erkennbar war.

Der zweite Umstand, der erstaunt war der, dass der Patient die Namensliste der operierten Patienten lesen konnte, obwohl er zum Zeitpunkt der Operation bereits blind war und in seinem „normalen körperlichen Zustand" nicht in der Lage gewesen wäre, die Tafel zu lesen.

In der vierten Dimension können also blinde Patienten wieder lesen.

Die Blindheit ist an das Auge, aber nicht an das Bewusstsein gebunden, wäre der Schluss, den man hieraus ziehen kann.

Carl Gustav Jung

C. G. Jung zählt neben Sigmund Freud und Adler zu den entwicklungsträchtigsten Psychologen des 20. Jahrhunderts.

Nach anfänglicher Freundschaft zwischen dem älteren Sigmund Freud und dem jüngeren Jung kam es zu einem Bruch, der nicht mehr gekittet werden konnte.

Freud konnte nicht akzeptieren, dass Jung eigene Vorstellungen entwickelte und eigene Wege ging.

1911 fuhren beide gemeinsam auf einem Ozeandampfer nach Amerika. Auf dieser Reise hatte Jung einen archetypischen Traum, er ging in einen Keller, und von dort aus in eine Krypta, wo er einen Schädel fand. Als er Freud diesen Traum erzählte, behauptete dieser, Jung hätte einen Todeswunsch gegenüber Freud, seinem väterlichen Lehrer und Freund.

In seiner gesprochenen Autobiografie teilt Jung viele persönliche Erlebnisse mit, die sehr bewegend sind.

Die akausale Synchronizität

C. G. Jung berichtet über Ereignisse, die sinnhaft übereinstimmen, aber deren Ursache rätselhaft bleibt.

Mein erster Oberarzt in der Kinzigtal Klinik erzählte mir von seinem Großvater Folgendes: Als er starb, blieb die große Standuhr stehen. Als man die Uhr später reparieren wollte, stellte sich heraus, dass sie keine Störung hatte. Sie war einfach, parallel zum Herzschlag des Großvaters, stehen geblieben. Das Stehenbleiben des Zeigers einer Uhr ist ein sehr sinnhaftes Symbol dafür, dass die Lebenszeit abgelaufen ist, die Zeit also nach dem Tode stehen bleibt, und parallel hierzu setzt ja auch der Herzschlag aus.

Warum die Uhr genau in diesem schicksalshaften Moment stehen bleibt, bleibt bis heute ohne Erklärung. Es fühlt sich so an, als ob die Uhr gewissermaßen eine „Empathie", eine „sympathische Empfindung" oder ein „genaues Zeitgespür für den Ablauf eines Lebens" besäße, das wir ihr aber einfach absprechen, ohne das Gegenteil beweisen zu können.

Akausal heißt hier: Ohne Grund, ohne erkennbaren Grund und Synchronizität heißt einfach Gleichzeitigkeit.

Déjà-vu

Déjà-vu heißt „schon gesehen", oder hier: Das habe ich schon einmal gesehen.

Mehr Menschen, als man denken möchte, kennen das merkwürdige Gefühl, in einer ihnen aus diesem Leben völlig unbekannten Gegend schon einmal gewesen zu sein.

Nicht Sie erinnern sich nicht nur vage, sondern sie kennen sich sogar bestens aus, kennen manchmal sogar den Namen eines Bewohners eines Hauses.

Ein Studienkollege, der anthroposophisch weit fortgeschritten war und später eine anthroposophische Klinik geleitet hat, erzählte mir von einem solchen Erlebnis in Italien: Er kam um eine Ecke und wusste sofort: Hier kenne ich mich aus, hier bin ich schon einmal gewesen, aber nicht physisch in dieser für mich überblickbaren Spanne meines gegenwärtigen Lebens.

C. G. Jung erzählte in seinen „Erinnerungen, Träume und Gedanken", einer erzählten Biografie, dass er in einem Traum das Haus eines Nachbarn betreten hatte, dort über der Türe ein Regal gefunden hatte, in dem vier rot eingebundene Bände standen. Er nahm den ersten Band aus dem Regal und konnte den Titel erkennen: „Über den Tod".

Er wurde von Neugier geplagt, ob es denn möglich sei, dass er im Traum eine Bewusstseinsreise in das Nachbarhaus machen konnte und sehen konnte, welche Bücher im Regal standen. Daher klopfte er dort am folgenden Tag und fragte, ob er seinem Traum einmal nach gehen dürfe und im Arbeitszimmer ein Buch nachsehen dürfte? Der Nachbar war gutmütig und stimmte dem etwas merkwürdigen Ansinnen zu. Unglaublicherweise fand Jung über dem Türsturz vier rote Bücher, und das erste war tatsächlich mit „Der Tod" überschrieben!

Er bedankte sich und ging. Es machte ihn sehr nachdenklich, zu was unser Bewusstsein fähig ist, ohne dass wir etwas von diesen Fähigkeiten ahnen oder diese im Wachzustand nutzen können.

In Westfalen gibt es den Ausdruck Spökenkieker für Menschen, die Wahrträume haben, die also vorausträumen können, was geschehen wird. Diese Personen sind über ihre Gaben sehr unglücklich, weil sie meistens Unglücksfälle voraussehen, die sie nicht verhindern können. Insofern ist diese Gabe für die meisten Betroffenen eine Last, auf die sie nicht stolz sind. So träumen viele von Bränden oder einstürzenden Gebäuden.

In Billerbeck gibt es ein Restaurant zum Bahnhof. Der Besitzer hatte voraus geträumt, dass die geplante Bahnlinie nach Coesfeld nicht dort verläuft, wo sie geplant war, sondern dort, wo er sie im Traum gesehen hatte. Da er sich sehr sicher war, baute er „mitten in die Prärie" also sein „Restaurant zum Bahnhof". Aus diesem Grunde wurde er auch sehr verlacht, weil kein Mensch erkennen konnte, dass die Schienenstränge jemals an seinem Restaurant vorbei laufen würden.

Dann aber kam eine Wende in der Planung, und genau dort, wo sein Restaurant stand, wurde auch der Bahnhof gebaut. So gibt es also sogar architektonische Zeugen für diese besondere Fähigkeit des Wahrtraumes, der einen Ausschnitt aus der Zukunft als Bild voraussehen kann. Eine objektive Bestätigung dieser Erzählung konnte ich nicht in Erfahrung bringen.

Erinnerungen aus einem Vorleben

In einem Buch über Tibet von Lama Govinda, „Der Weg der weißen Wolken" wird ebenfalls von verschiedenen Prophezeiungen gesprochen. Eine Wiedererinnerung wird hier berichtet, die gerade unglaublich anmutet. Ein vier Jahre alter Junge wird von seinem Vater, einem einfachen Fischer, das erste Mal in die Stadt getragen. Als sie die Stadt betreten, beginnt der Junge zu erzählen, dass er alles genau kennt, vor allem das Kloster. Der Vater kümmert sich wenig darum, geht aber immerhin zum Kloster und spricht mit einigen Mönchen. Der Junge trifft dann den Abt und sagt ihm, dass er sogar seinen richtigen Namen kennt, den Namen, den er vor seiner Inthronisation getragen hatte. Der Abt kann es kaum glauben, aber der Name, den der Junge nennt, stimmt genau. Schließlich erinnert sich der Junge an die vielen Texte, die er in seinem letzten Leben auswendig gelernt hat und kann sie alle fehlerfrei rezitieren, obwohl er in dem jetzigen Leben mit dem Buddhismus noch kaum in Berührung gekommen war. Schließlich stellt sich heraus, dass der Junge die Inkarnation des vorhergehenden Abtes war und daher die Namen von den Mönchen wissen konnte.

Gibt es Erinnerungen aus vergangenen Leben? Das ist die Frage, die sich jeder stellen wird, der diese unglaubliche Geschichte liest und darüber nachdenkt.

Wenn einer sich an vergangene Leben erinnern kann, kann das dann nicht grundsätzlich jeder Mensch? Und wenn es jeder könnte, gäbe es dann noch Zweifel, ob wir wiedergeboren werden? Oder wie sähen die alternativen Erklärungsmodelle aus? Psychotische Schübe, in denen auch mal die Wahrheit durchschimmert?

Überlegungen zu den aufgenommenen Themen

Bisher habe ich besondere Erlebnisse aus dem eigenen Leben und aus der Literatur zitiert. Das alles lässt sich in zahlreichen Büchern, Romanen, Fachliteratur bis hin zum Lehrstuhl für Parapsychologie lesen und ist Bestandteil unserer Bewusstseinskultur.
Hierfür brauchen wir kein neues Skript wie „Einführung ins Thema Alpha".

Meine Frage an die Psychotherapie, an die Spiritualität, an das Bewusstsein und seine unglaublichen Möglichkeiten lautet: Wie kann ich diese besonderen Fähigkeiten des Geistes therapeutisch einsetzen? Und wenn ich sie einsetzen kann, kann ich das nur intuitiv, so nach Gefühl und Laune, nach Stimmung und nach Kondition, oder gibt es Gesetzmäßigkeiten, die mich dazu befähigen, über mentale Übungen, Visualisierungen, meine Fähigkeiten nach und nach so zu trainieren, dass ich meine mentalen Techniken systematisch und sehr einfach einsetzen kann, um im Notfall rasch in der Lage zu sein, auch in unübersichtlichen Fällen zu helfen.

Der Schamanismus

Mit unseren Gedanken erschaffen wir unsere Welt. Welche Welt ist wohl gemeint? Die äußere oder die innere Welt?

Synchronizität (02)

Als ich einen Vortrag von Dr. Becker über die C 4 Homöopathie in Freiburg hörte, ging es um die Prüfung von Benzin. Damals begann aus irgendeinem uns unbekannten Grund die Heizung an zu klopfen. Sie war plötzlich hörbar und stotterte wie ein Motor, der aus dem Takt gekommen war.

Becker machte uns darauf aufmerksam, dass die unbelebte Umgebung auf unsere Gedanken reagierte. Und wenn wir uns über Benzin, Motoren und mechanische Geräusche unterhielten, dann schienen die Heizungsrohre eben mitsprechen zu wollen und meldeten sich mit entsprechenden Geräuschen „zu Wort". Damals, etwa 1998, kam mir das noch etwas spanisch vor, und ich war nicht sofort bereit, hier einen „akausalen Zusammenhang" anzunehmen.

Bei C. G. Jung hatte ich gelesen, dass es die akausale Synchronizität gibt. Ein Oberarzt aus meiner Klinik erzählte mir die Geschichte des Todes seines Großvaters, bei dessen Tod die Wanduhr stehen geblieben war. Da wir den Zusammenhang zwischen diesen beiden Phänomenen in unseren Erklärungsmodellen nicht erfassen können, hat C. G. Jung ihn „akausal" genannt, „ohne, dass wir die Ursache erkennen können", und Synchronizität steht für „Gleichzeitigkeit".
So etwas Gleichzeitiges gab es also auch in Freiburg bei der Vorlesung über Benzin.

Bei Olga Kharitidi, einer russischen Schamanin, lassen sich viele schamanische Wesenszüge nachlesen, ebenso bei Galsan Tschinag, „im Land der zornigen Winde".

Bei Castaneda, einem US – amerikanische Autor, der ca. 10 utopische Romane über das alte Wissen der mexikanischen Indianer, der Olmeken und Tolteken, geschrieben hat, gibt es ebenfalls viele Zeichen in der Natur, die gedeutet werden.

Das alles ist gewöhnungsbedürftig, um es akzeptieren zu können, und wenn man es dann verinnerlicht hat, dass die innere und die äußere Welt manchmal erstaunlicherweise und unerklärlicherweise übereinstimmen, bekommt man ein Gespür dafür, wenn es zustimmende Zeichen der Natur gibt.

Die schamanische Stille

In zahlreichen Kursen konnten alle Teilnehmer*innen nach einem Stirnstrich die schamanische Stille hören. Diese Stille hat eine besondere Qualität, die schwer zu beschreiben ist, und die man „intensive Stille" oder „allumfassende Stille" nennen könnte.
In diesen Momenten fährt kein Auto am Kurssaal vorbei, niemand hustet, und man spürt einen Zipfel des gesamten Kosmos.

Die Rechtsdrehung

Kollegen, die schon mehrere Kurse bei mir besucht haben, werden wissen, dass Kaffee per se linksdrehend ist. Wir bestimmen also den Grad der Bitterkeit im Kaffee, um ihn dann rechtsdrehend zu machen. Wir machen das, indem wir mit dem rechten Zeigefinger auf die Kaffeeoberfläche zeigen und dann rechtsdrehende Kreise über dem Kaffee ziehen. Haben wir so die ganze Oberfläche mit rechtsdrehenden Kreisen überzogen, lassen wir den Kaffee eine Minute stehen und versuchen dann beim nächsten Schluck, den Grad der Bitterkeit erneut zu bestimmen.

Im Kurs in Bad Reichenhall 2014 konnte alle teilnehmenden Kollegen ohne Ausnahme eine Verminderung der Bitternis mit Hilfe ihres Geschmackssinns feststellen. In diesem Zustand ist der Kaffee wohlschmeckender und bekömmlicher. Auf der Skala „Intensität der Bitterkeit“ gingen alle Teilnehmer nach der Rechtsdrehung um 3 Skalenteile Richtung „wenig bitter“.

Es ist also keine homöopathische oder kinesiologische Handlung, die wir damals vollzogen haben, sondern eine schamanische Handlung, eine Energieübertragung von unserem Finger auf die unbelebte Natur. Ähnliches haben wir in Kursen auch mit Kleidungsstücken, mit Schmuckstücken, mit Uhren und mit Laptops gemacht.

Falls eines dieser linksdrehenden Störfelder Symptome verursacht hatte (Druck auf der Brust und pelziges Gefühl auf der Zunge bei einer Teilnehmerin, die auf ihren Laptop reagierte), dann verschwanden die Symptome nach der manuellen Rechtsdrehung nach und nach. Ein Zeichen dafür, dass diese Rechtsdrehung nicht nur eine Farce war, sondern eine spürbare Wirkung hervorgerufen hatte.

Der Stirnstrich

Auch beim Stirnstrich haben wir es weder mit einer homöopathischen noch mit einer kinesiologischen Tätigkeit zu tun. Wir streichen über die Stirne von unten nach oben und sprechen gleichzeitig eine wichtige therapeutische Information aus, zum Beispiel ein homöopathisches Mittel, wie Belladonna D 30, oder einen Anstoß wie „guter Schlaf D 30“. Mit dem Stirnstrich verstärkten wir diese Information, ähnlich, wie wir das Sonnenlicht durch eine Lupe intensivieren können, die Strahlen bündeln können und so Hitze erzeugen können, die geeignet ist, Feuer zu entfachen.

Ähnlich mag das Stirnchakra ein Verstärker des Bewusstseins sein, eine Verstärkung der Fähigkeit erkennen zu können, und so mag der Stirnstrich unsere Worte, die wir sagen, dahin gehend verstärken, dass eine Therapie mit Stirnstrich sehr viel schneller möglich ist, als wenn wir das Wort ausschließlich akustisch wirken lassen. Mit Stirnstrich benutzen wir neben der Hörbahn auch die Sehbahn, und beide führen zu der Endstation „Erkenntnis" im Gehirn. Wir haben in diesem Fall durch unsere schamanische Berührung des Stirnchakras einen doppelten Fokus im Bereich „Erkennen" erreicht.

Die Alphasitzung

Bei mir wird die Alphasitzung immer im Stehen durchgeführt. Das ist gut für die Aufmerksamkeit. Der Blick ist auf ein Stück Wand gerichtet, die frei ist von Bildern oder anderen ablenkenden Verzierungen. Ich benutze also die Wand als Projektionsfeld für die Bilder meiner Fantasie. Die Alphasitzung beginnt bei mir mit drei tiefen Atemzügen, die von der rechten bzw. linken Hand begleitet werden. Der Therapeut steht rechts, der Patient steht links. Ich nehme meinen Patienten meistens an die Hand, um ihm die Möglichkeit zu geben, an der entstehenden Bilderwelt möglichst gut teilnehmen zu können.

Bei der Einatmung wird der linke Arm von seiner hängenden Position so lange angehoben, bis die Fingerspitzen ganz nach oben zeigen. Als Text sage ich dann hierzu: „Wir sind jetzt im vierten Bewusstseinszustand. In diesem Bewusstseinszustand sind wir immer, nur wissen wir jetzt auch, dass wir wirklich da sind."

Im Geiste lasse ich das Konturenmännchen entstehen, sage laut, dass ich den Namen links oben in die Ecke schreibe, damit das Konturenmännchen einen klaren Personenbezug erhält, und schreibe rechts unten die Problematik auf, die ich mir ansehen möchte.

Habe ich eine eifersüchtige Verwandte meiner Patientin im Visier, wird eine rot grüne Flammenaura sichtbar werden, die Zorn, Wut und Eifersucht, evtl. sogar Rachsucht symbolisieren mag.

Der nächste Schritt ist die Überlegung, welche homöopathischen Mittel geeignet wären, diesen lodernden Zorn zu besänftigen, in der Absicht, eine möglichst normale, helle, glänzende und farblich sympathische Aura herzustellen.

Ich generiere also meine therapeutische Motivation.

Bei Zorn fallen mir diese Mittel ein:
Chamomilla D unendlich (Zorn, Wut),
Cicuta vorosa D 1000 (Hass),
Acidum nitricum D unendlich (ablehnende Haltung),
Lachesis D 30 (Eifersucht).
Probeweise stelle ich diese Mittel wie auf einer geschriebenen Liste von mir aus gesehen rechts neben das Konturenmännchen und schaue, ob die Gegenwart dieser Mittel etwas bewirkt. Tatsächlich, die rot grüne Farbe verschwindet, die Flammen werden unsichtbar, und es bleibt nur noch eine unsichtbare Vibration übrig, die die Aura erschüttert und nicht zur Ruhe kommen lässt. Und es fehlt Farbe und Ausstrahlung.

Ich versuche jetzt Lachesis D 300.000 daneben auf die Liste zu setzen, und noch Gelsemium D 1000, ein Zittermittel.

Tatsächlich kommt die Aura jetzt zur Ruhe und ich kann versuchen, mit Hilfe eines Konstitutionsmittels die Aura von „unsichtbar, transparent“ mit Farbe zu füllen.

Ich bedenke die Biografie dieser Patientin, die möglicherweise eine lieblose Kindheit hatte, einen älteren oder jüngeren Bruder, der hofiert wurde und sie selbst – führte ein Leben als Aschenputtel, mit Demütigungen, „sie sei ja nur ein Mädchen und gehöre an den Kochtopf" und ähnliche schwerste Beleidigungen, die ihr Lebenskonzept zunichte machen können, den Selbstwert zerstören und alle Saboteure auf den Plan rufen. Schließlich entstehen hierdurch hinderliche Glaubenssätze wie „ich bin es nicht Wert, dass ich lebe" - dann kann sie auch gleich Schluss machen, und es entsteht eine latente Suizidalität, eine Gleichgültigkeit gegenüber der Gesellschaft und Abdriften in den Zorn.

In dieser Situation entstehen Rachegedanken, sie möchte sich an diesen Ungerechtigkeiten rächen, und so entsteht die zornvolle Aura.

Also gebe ich die Mittel für eine harte Kindheit, Oxytocin D 30, und versuche mit dem Kuschelhormon die Defizite der Kindheit aufzufüllen. Ich geben Ignatia D unendlich und Staphisagria D unendlich, die Mittel für Kränkungen und Demütigungen,

Um die Aura in die richtige Form zu bringen, gebe ich Aura Komplex Z mit den Mitteln Auraaufbau D 30 und Ersatzaura D 30.

Die kraftvolle Persönlichkeit passt vielleicht zum Konstitutionsmittel Sepia, das ich dann in der D 100 Mio. auf die Liste setze. Plötzlich kommt Leben in die Aura, sie wird blau und golden und beginnt sich auszudehnen. Die Mittel auf der Liste sind anscheinend richtig.

Jetzt streiche ich mit meiner rechten Hand in Gedanken alle Mittel in die Mitte des Konturenmännchens, wo sie alle augenblicklich verschluckt werden.

Bewerbungen

Möchte man bei Bewerbungen unbedingt genommen werden, kann man auch hier eine schamanische Beeinflussung durchführen. Hat man das Bewerbungsschreiben (Siehe Fall 03) geschrieben, kann man die Hand darüber halten und sich vorstellen, dass der Leser dieses Schreibens den spontanen Eindruck gewinnt, der Schreiber des Briefes sei genau die geeignete Person für die ausgeschriebene Stelle.

Sitzungsvorbereitung

Eine junge Frau erzählte mir einmal aus ihrem Berufsleben, dass sie vor einer schwierigen Sitzung sich alle zerstrittenen Parteien vorstellte, die an einem Tisch säßen. Da sie wusste, dass es persönliche Aversionen gab, kam ein Bild aus ihrem Unbewussten herauf, das auf dem Tisch lauter spitze Gegenstände zeigte, Stacheldraht, Spiralen und andere unangenehme Metallteile. In ihrer Vision konnte sie alle Metallteile „harmonisieren", und in freundliche Teile umwandeln.

Als die Sitzung dann real stattfand, gab es statt Zoff ein ganz ungewöhnliches harmonisches Fluidum, in dem konstruktiv verhandelt werden konnte.
Die Technik, schwierige Verhandlungen in einer Vision schon im Voraus günstig zu beeinflussen, scheint also gut zu funktionieren.

Gedanken zu dem Phänomen „Leben"

Obwohl wir täglich das Wort Leben mehrfach benutzen, sind wir uns oft nicht im Klaren, was genau das Leben von einem Nicht - Leben trennen mag. Dieses Problem stieß mir auf, als ein Pathologie Professor in Lübeck fragte, was denn der anatomische Unterschied wäre, von einem Menschen, der vor einer Minute noch geatmet hatte und der jetzt keinen Herzschlag mehr hatte, die Atmung war still gelegt und das Gehirn gab keine elektrischen Wellen mehr von sich.

Einen anatomischen Unterschied gibt es zwischen diesen Phasen, eine Minute vor und eine Minute nach dem Tode nicht. Die Blutwerte sind die gleichen, die Zellen unter dem Mikroskop sehen genau gleich aus, im strukturellen Bereich lässt sich also Leben und Tod nicht so ohne weiteres unterscheiden.

Die Funktionen sind unterschiedlich, und die ziehen wir auch heran, wenn wir den Tod medizinisch feststellen. Das EKG hat eine Nulllinie, das EEG hat eine Nulllinie und es gibt keinen Puls zu tasten, es gibt keinen Atemstrom mehr. EEG = Elektroenzephalogramm zum Nachweis von Gehirnströmen.

Das scheinbar Eindeutige wird aufgeweicht, wenn wir den Blick nach Indien richten, wo es Yogis gab, die sich für 2 Wochen unter die Erde haben begraben lassen, nur mit einem Wattebausch in der Nase, damit keine Würmer dort hinein krabbeln. Die also ohne Atmung 2 Wochen in einem Sarg überlebt haben, nach dem Ausgraben einmal gehustet haben und nach einem Atemstillstand von 2 Wochen die Atmung wieder begonnen haben.

Damals wurde kein EKG abgeleitet, aber möglicherweise gab es einen Herzschlag nur 1 x pro Stunde oder Ähnliches, was bei uns völlig unbekannt ist.

Solche Erzählungen machen es schwer, den Tod von einem meditativen bewusst gesteuerten Ereignis zu unterscheiden. Diese Ereignisse wurden von englischen Ärzten mit genauer Dokumentation begleitet, sodass diese Erzählung gewissermaßen „wissenschaftlich begleitet" ist und daher einen hohen Stellenwert hat.

Die akademische Frage hierzu könnte lauten: War der Patient in den zwei Wochen unter der Erde „tot", und ist dann wieder „auferstanden", oder war er „scheintot" - oder war er lebendig, nur mit völlig anderen vitalen Vorzeichen?

Hier kommt es darauf an, wie man die Begrifflichkeiten definiert.

Die Rolle der Atome und der Moleküle

Wir glauben, dass Atome leblos sind, Moleküle demnach natürlich auch. Geraten dann aber Calcium, Kalium, Natrium und Phosphor in einen pflanzlichen, tierischen oder menschlichen Organismus, tragen sie dort zu dem Phänomen Leben bei, denn ohne diese genannten Elemente wäre Leben nicht denkbar oder möglich, da das die Bausteine des Lebens sind.
Wenn also die Pflanze, das Tier und der Mensch lebt und diese Moleküle als Grundbausteine ihres Lebens betrachten, haben diese Moleküle in diesem Stadium ihrer „Biografie" den Status des Lebendigen. Oder kann ein lebendiger Körper sich aus lauter toten Bausteinen zusammensetzen? Von der Logik her ist das nicht möglich. Ist der Gesamtorganismus lebendig, muss auch jeder einzelne Baustein die Fähigkeit zum Lebendigen besitzen.

Gehen uns die Bausteine durch ständigen Austausch wieder verloren, behalten diese Bausteine die Potenz zur Lebendigkeit bei, auch wenn sie sich in einem relativ unlebendigen Zustand befinden, in der Erde als Moleküle, die von Pflanzen wieder aufgenommen werden können.

Wo ist der Unterschied zwischen „Leben" und „die Fähigkeit, Leben zu tragen und zu erzeugen"? Wir kommen hier an sprachliche, logische und philosophische Grenzen, die nicht einfach mit einer Definition zu einem ja oder nein führen mögen, sondern wir sind in einem Grenzgebiet, das mit Energie etwas zu tun hat, die an dieser Stelle nicht so ohne weiteres vereinheitlicht betrachtet werden kann oder kategorisiert werden kann.

Von Bergen und Tälern glauben wir, dass sie kein Leben aufweisen. Aber warum gibt es dann Heilige Berge, wie den Kailash in Tibet, oder Seen, die eine besondere Energie besitzen? Was genau bedeutet diese Energie? Ist sie von sich aus dort entstanden, oder haben Menschen durch Frömmigkeit und Hingabe die Energie dort hingetragen oder eine vorhandene Energie noch verstärkt?

Und wie verhält es sich mit den Heiligen Seen? Emoto hat von diesen heiligen Seen Wasserproben genommen und Kristalle gebildet, die besonders schön waren. Seine Erklärung: Wenn viele Menschen an dem See fromme Gedanken in den See hinein projiziert haben, bekommt der See eine zusätzliche Energie. Menschen können also in eine energetische Beziehung zu Bergen und Seen treten.

Bei Galsan Tschinag, einem mongolischen Schamanen, können wir lesen, dass er als Kind die Aufgabe hatte, so lange an einen Felsen hin zu singen, bis der Felsen geantwortet hat.

Schamanen habe die Vorstellung, dass die gesamte Natur belebt ist, gewissermaßen mit Geist erfüllt ist, oder wie es dann im Volkstum gedacht und erlebt wird, von Geistern belebt ist. So hat also jede Pflanze, jedes Tier und jeder Mensch Geister um sich herum, die ihn beeinflussen, in welche Richtung auch immer.

Wenn wir an unsere Parkplatz Suche denken, was machen wir da eigentlich? Wir wünschen von der „Großen Energie", dass sie uns einen Parkplatz frei macht, wenn wir an einem bestimmten Ort parken wollen. Ein Schamane würde seine Geister bitten, ihm den Platz frei zu halten. Wo liegt der Unterschied? Einmal haben wir eine persönliche, einmal eine unpersönliche Vorstellung, die dann aber jeweils zum gleichen Ergebnis führt.

In den verschiedenen Kulturen werden Energien einmal als „persönlich" und einmal als „unpersönlich" angesehen. Wahrscheinlich ist beides richtig, denn in der 4. Dimension gibt es bereits keine Unterscheidungsmerkmale mehr, sondern alles ist auf den kleinsten Energieträgern aufgebaut, den Elektronen und Photonen.

Die Kraft der persönlichen Überzeugung

Wenn wir von Energie sprechen, können wir diese auch nach innen richten, um uns krank oder gesund zu machen oder uns in einen bestimmten Zustand zu versetzen.
Kaum einer von uns wird sich absichtlich krank machen wollen. Aber sorgen wir auch dafür, dass wir gesund bleiben?

Die Flut der negativen Nachrichten, die jeden Tag auf uns einströmt, - lassen wir diese Energie in uns hinein, indem wir die negativen Vorgänge speichern, wiederholen, besprechen, indem wir auf Personen schimpfen, indem wir die Ungerechtigkeit dieser Welt in uns gewissermaßen wiederkäuen, wie Rindvieh das Futter?

Falls wir gesund bleiben wollen, sollten wir alle Energien unter die Lupe nehmen, mit denen wir es zu tun haben, um dann eine möglichst klare Entscheidung zu treffen: Ich weigere mich, negative Gedanken zu verinnerlichen und zu speichern. Hierzu gehört dann eine sehr große Toleranz allen Menschen gegenüber, die nicht unserer Meinung sind und anscheinend viele Fehler begehen. Waffen in Kriegsgebiete zu liefern beinhaltet keine gute Energie, genau genommen handeln wir hier mit einer Todesenergie, wir liefern etwas, das ausschließlich zum Töten gedacht ist und gebraucht wird. Energetisch sind wir damit letztlich verbunden, auch wenn wir keinen persönlichen Gewinn aus diesem Handel ziehen. Die Strahlungsenergie ist nicht zu vernachlässigen, im Gehirn gibt es ständig Aufwärmprozesse, wenn wir das Smartphone oder Handy an unseren Kopf und unsere Ohren halten.

Obwohl das alles bekannt ist und die Entstehung von Hirntumoren mit Strahlungsintensität einhergeht, tun wir so, als ob wir diese Energien vernachlässigen könnten.
Die Fernsehenergie ist ebenfalls nicht nur aufbauend. Welche Informationen speichern wir da ein, welche Reklame, welche Bilder? Wir gewöhnen uns an traumatische Situationen, als ob sie zu unserem täglichen Frühstück gehören würden.

1932 wurde ein Inder zum Tode verurteilt. Ein Engländer, der mit ihm befreundet war, fragte den Richter, ob er ihn auch persönlich umbringen dürfte? Der Richter hatte nichts dagegen und meinte, Hauptsache, er bekommt dann die Leiche zur Begutachtung.

Der befreundete Arzt sagte zu dem Verurteilen: „Wir machen es ganz sanft, ich lasse dich zur Ader, und dann läuft immer mehr Blut aus Deinem Körper in einen Eimer, und während das Blut alles nach draußen fließt, bekommst Du Halluzinationen und Dir geht der Sauerstoff aus und Du bist am Ende tot, ohne zu leiden. Das Herz bleibt einfach stehen, und Du bist im Jenseits."

Er verband dem Patienten die Augen, damit ihn die Prozedur nicht zu sehr belaste und begann mit dem Experiment.

Genau so geschah es dann auch, nur dass der Arzt gar nicht in die Vene stach, sondern einfach in den Muskel, und statt Blut ließ er Wasser von einem Infusionsständer in einen Eimer tropfen, und sorgte dafür, dass nach einem Liter die Tropfen immer langsamer fielen.

Was passierte mit dem Patienten? Unter der Vorstellung, er stirbt, starb er wirklich. Die Leiche wurde begutachtet, für tot befunden und begraben, dem Urteil wurde also entsprochen.

Gesundheit und Krankheit sind also nur teilweise „Schicksal", und zu einem guten Teil gehört unsere gedankliche Gesundheit ebenfalls dazu, nicht krank zu werden.

Die Fälle

Fall 01 - Fernheilung einer schweren Erkältung

Als ich Simone in Groß Gerau bei Frankfurt an einem Tag im März 2013 anrief, antwortete mir eine nasale Stimme, die schon zeigte, dass es im Hals kratzte und die Nase verstopft war, der ganze phonische Resonanzkörper war „zu".

Es ging ihr so schlecht, dass sie mit Fröstelgefühlen und Gliederschmerzen das Bett hüten musste. Äußerste Kraftlosigkeit ließ alles zur Anstrengung werden.

Nachdem wir die Mittel
C3, C4 Komplement D 30, Kalium carbonicum D 30,
Mucosa D 30, Thymus D 30, Nasennebenhöhlen D 30,
Eupatorium perfoliatum D 30, Stirnchakra D 30,
Herzchakra D 30, Medulla ossis D 30 und Yucca D 1000
gegeben hatten, wurde es bis zum Nachmittag etwas besser. Einen durchschlagenden Erfolg konnte man das aber nicht nennen.

Gegen 18 Uhr gab ich ihr eine erste mentale Heilung, indem ich ihr in meiner Vorstellung die Hand auf den Rücken legte, um ihren Thymus und ihre Selbstheilungskräfte zu stärken. Zusätzlich hörte ich bei einer schamanischen Sitzung die Schellen und Glocken, die so stark waren, dass ich die Vibrationen an meinen Handflächen spüren konnte. Diese Vibration gab ich in meiner Vorstellung direkt an Simone weiter.

Als ich sie eine Stunde später anrief, berichtete sie mir, dass nicht nur ihr Rücken, sondern ihr ganzer Körper ganz heiß geworden war. Seither fühlt sie sich besser, die Stimme ist noch nasal, aber die Vitalität ist um 50 % besser geworden, sie hatte sich jetzt auch ins Wohnzimmer gelegt.

Gegen 22 Uhr rief ich erneut an, um mich nach ihrem Zustand zu erkundigen. Ca. 50 % besser war geblieben.

In einer zweiten mentalen Sitzung gab ich ihr die Energie, die sich zwischen zwei ausgebreiteten Handflächen bildet, in den Kopf hinein. Zunächst spürte sie die warme Luft in den Gehörgängen, die sie dann in die Nasennebenhöhlen leiten konnte. In wenigen Minuten waren die Nasengänge frei, die Stimme frei, die Vitalität war auf 80% gestiegen, sie fühlte sich „viel besser" und die Kopfhitze war in der Zwischenzeit so intensiv geworden, dass sich sogar Schweißperlen auf ihrer Stirne gebildet hatten.

In einem zweiten Schritt stellte ich mir vor, dass ihr Hals zwischen meinen Handflächen lag, sodass der Hals auch anfing zu pulsieren und heiß zu werden; es kam dann noch ein Kribbelgefühl auf, bevor wir die Sitzung beendeten. Ist man mental gut miteinander verbunden, sind anscheinend auch Fernheilungen leicht möglich.

Was können wir aus dieser interessanten Sitzung lernen?

Dieser rasche positive Verlauf durch vorgestelltes Handauflegen, wobei die Haut in der Vorstellung gar nicht berührt wurde, scheint durch einen medialen Prozess möglich geworden zu sein. Mediale Prozesse kann man anscheinend im Alphazustand leicht anstoßen. Natürlich kommt es auch auf die Resonanz der beiden Personen an. Je besser beide miteinander telepathisch verbunden sind, desto leichter kann eine Heilung geschehen.

Fall 02 – Psychose, Zugang zur Ausheilung

Die 54 Jahre alte Dorit suchte mich am 09. Juli 2013 in Bad Soden - Salmünster auf. Ich kenne sie schon seit einigen Jahren, sie gehört zu einer der angenehmsten Patientinnen von mir. Sie erscheint zusammen mit ihrer Schwester, sodass ich hierdurch ein relativ vollständiges Bild von den Geschehnissen erhalte, die sich im Dezember 2012 zugetragen haben.

Dorit hatte Ende Dezember 2012 eine ca. zehnminütige Ohnmacht erlebt, erlitt bei dieser Gelegenheit wohl eine Besetzung und kam im Februar 2013 in die Psychiatrie, wo eine „späte Form der Schizophrenie" festgestellt wurde. Sie fühlte sich ständig verfolgt und verurteilt, und alles, was plötzlich verschwunden war oder unauffindbar blieb, hatten nach ihrer Empfindung Wesen weggenommen. Ihre Wahrnehmungen waren schwer gestört.

Einmal fuhr sie mit einem Vorortzug, konnte aber an der richtigen Station nicht aussteigen, weil sie in diesem Moment geistig abwesend war. Also verließ sie ihn an der nächsten Haltestelle und fuhr eine Station wieder zurück.

Als sie ein anderes Mal auf ihren Mann wartete, dass er aus einer Apotheke zurück käme, bemerkte sie nicht, dass er zurück kam, an ihr vorbei ging und in das Auto einstieg. Erst, als sie ihn im Auto sah, bemerkte sie, dass sie eine Gedächtnislücke gehabt haben musste.

Weitere Symptome

Eine Konzentration über eine längere Zeit als wenige Minuten war nicht möglich.

Sie zitterte leicht, als ich sie begrüßte.

Mögliche Ursachen

Im Alphazustand sah ich eine Kontur der Aura, die „völlig verzittert" war, wie eine Zickzacklinie. Ich konnte zwei fremde Wesen als einen roten und als einen blauen Rucksack auf ihrem Rücken erkennen.

Im Zuge meiner mentalen Diskussion mit den beiden „Kameraden" erwies sich, dass beide an Arsenicum album D 100 Mio. als Entwicklungsmittel und an Stramonium D 30, dem Mittel, das das Verlangen nach Licht hat, interessiert waren.

Therapie

Also schickte ich die beiden Wesen, die in dem roten und in dem blauen Rucksack versteckt waren, ins Licht, in die vorgestellte Stramonium – Säule und stabilisierte anschließend die Aura von Dorit wieder.

Diese Stabilisierung erfolgte in drei Schritten.

Zunächst wurde die Kontur durch „goldenes Ei D 30" verstärkt. Innen war immer noch alles schwarz. Hier half „Auraauffüllung D 30", und so kam Licht in die äußere Hälfte der Aura. Die innere Hälfte war immer noch schwarz. Mit Hilfe der Information „Auranaht D 30" gelang es dann, die Aura in die richtige Position zu setzen, so, als ob die Aura an unsichtbaren Druckknöpfen am Körper befestigt wäre. Unter dieser Therapie füllte sich auch der innere Teil der Aura wieder mit Licht.

Wirkung der Therapie

Danach fühlte sie sich sehr erleichtert. Als ich ihr Fotos von einer Reise nach St. Petersburg zeigte, konnte sie bei den Erklärungen zu den Bildern gut folgen. Nach ca. zehn Minuten bemerkte sie selbst, dass es ihr wieder leicht fällt, meinen Ausführungen zu folgen. Als sie sich an ihren vorherigen Zustand erinnerte, wurde ihr bewusst, dass ihre Aufmerksamkeit und ihr Interesse vor unserer Therapie schon nach wenigen Minuten erlahmt waren. Sie staunte, dass sie ihre Konzentrationsfähigkeit so schnell wieder zurück gewonnen hatte.

Auch das Zittern war nach der Sitzung völlig verschwunden.

Im Medikamententest stellte sich heraus, dass sie beide Mittel gut vertrug und beide wirksam waren.

Überlegungen und Betrachtungen

Diese Sitzung zeigte mir, dass wir die psychiatrische Diagnose „Schizophrenie" wie eine „Besetzung" betrachten und behandeln können. Unter diesem Aspekt erscheint eine Ausheilung durchaus möglich. Die Langzeitbeobachtung muss das allerdings noch bestätigen. Bis zum Jahre 2021 gab es kein Rezidiv mehr. Dorit blieb durchgehend stabil.

Fall 03 – Weinen ohne Grund

Am 16. Juli 2013 suchte mich die 26 Jahre alte Laura auf. Sie war aus Marburg angereist und war misstrauisch und ängstlich. Um im Vorfeld schon Vertrauen aufzubauen, hatte ich ihr ein Bild von mir geschickt. Daraufhin beschloss sie, dem Wunsch ihrer Mutter folgend, mich zu konsultieren.

Bei der Anamnese kam es öfters zu Tränen, die sie nicht zurückhalten konnte.

Angst

Sie erinnert sich, dass sie mit 5 Jahren mit einem Asthmaanfall bei ihrem Vater auf dem Schoß saß. Die Luftnot des Asthmaanfalles ging langsam zurück, aber sie hatte Angst, weil der Vater sagte: Du musst ins Krankenhaus. Sie hatte Angst gehabt vor der Trennung.

Wir beginnen jetzt mit Augenbewegungen, die die Traumata und die Ängste auflösen sollen. Diese Form der Enttraumatisierung wird EMDR genannt, nach der Erstbeschreiberin Francine Shapiro.
EMDR = Eye movement desensitization and reprocessing.

Während der ersten Phase gebe ich bei der EMDR - Sitzung
Aconit D 1000, Arsen D 1000, Gelsemium D 1000,
Argentum nitricum D 1000 und
Kalium phosphoricum D unendlich. Das sind alles wichtige Angstmittel.

Unter diesen homöopathischen Mitteln ist die Angst von Laura so gut wie weggeblasen.

Trauer

Sie spürt Trauer wegen eines alten Todesfalles (s.u.). Für ihre Trauer erhält sie die Mittel Natrium chloratum D 100 Mio., Rubin D 1000, kleiner Bär sc D unendlich, Opium C 1000, Ignatia D 1000, Staphisagria D 1000, Palladium D 100 Mio., Caladium D 100 Mio., Familienaufstellung D 1000, Medulla ossis D 30, Yucca D 1000, Cerebrum D 30 und Scheitelchakra D 30.
Kleiner Bär sc D unendlich: sc steht hier für lateinisch signum coeli = Sternbild.

Danach visualisiert sie, wie sie von der Schule kommt. Es ist das Jahr 2005. Zu Hause steht vor der Türe ein Polizist, ihre Mutter sagt ihr nur, ihr Vater Ralf ist gestorben – er hatte Suizid begangen.

Sie spürt zunächst tiefe Trauer. Diese nimmt unter mehrfacher Einstreichung der o. g. Mittel langsam ab, bis nur noch ein kleiner Rest übrig bleibt, den ich mit fünf Herzmitteln beheben kann. Hierzu gehören die Mittel Cactus D 30, Koronarien D 30, Kalium carbonicum D 30, Cor suis D 30 und Herzchakra D 30.

Danach tritt ein deutliches Strahlen in ihre Augen. Sie sagt: „Es geht mir gut". Ihre anwesende Mutter kommentiert diesen Satz so: „Diese Worte habe ich schon seit Jahren nicht mehr aus ihrem Mund gehört."

Tierhaarallergie

Eine bekannte Tierhaarallergie, einschließlich Hundehaare, wurde mit mehreren Mitteln behandelt. Hierzu gehören die Mittel

Antikörperbildung D 30,
Cardiospermum D 30 und
Thymus D 30.

Medikamententest

Das Antidepressivum Venlafaxin wird kinesiologisch getestet. Dabei stellt sich heraus, dass dieses Mittel gut wirkt, aber schlecht vertragen wird. Die von Laura selbst beschriebenen und erlebten Nebenwirkungen sind Appetitlosigkeit, Müdigkeit, Erschöpfung und Gewichtsabnahme. Tatsächlich wirkt sie schmal und zerbrechlich und liegt mit dem Gewicht an der untersten Normgrenze.

Unter Nux vomica D 30 geht die bisherige Unverträglichkeit rasch zurück, und sie spürt wieder Frische und Lebenskraft, die ihr vorher völlig gefehlt hatten.

Erschöpfung

Gelegentlich kann sie vor Erschöpfung kaum aufstehen. Sie zittert in der Handfläche ganz leicht. Hierfür gebe ich ihr Gelsemium D 1000, und so strahlt sie wie eine junge Göttin, die demnächst 27 Jahre alt wird.

Übernahme

Da sie von ihrem gegenwärtigen Arbeitgeber übernommen werden möchte, haben wir ihren Antragsbrief auf Übernahme schon jetzt energetisch bearbeitet und günstig beeinflusst.

Verlauf vom 28.08.13:

Laura hat zu einem völlig neuen Leben gefunden! Sie hat jetzt keine Angst mehr und ist überglücklich und dankbar. Zusätzlich berichtet sie, dass ihr gestellter Antrag genehmigt worden ist und sie an jener Stelle, für die sie sich beworben hatte, auch übernommen wurde.

Aus zweiter Hand konnte ich erfahren, dass auch das Verhältnis zu ihrem Freund sich wesentlich gebessert hat und sie nun glücklich strahlt.

Das Weinen ist somit offensichtlich auch versiegt.

Wieder kann man nur staunen, dass durch eine einzige Sitzung eine ganze Lebenssituation wieder ins Lot gebracht werden kann, die durch Angst und Trauer so niedergedrückt war, dass die junge Dame bei jeder Gelegenheit in Tränen ausgebrochen war, bevor diese Last durch homöopathische Mittel und durch waagrechte Augenbewegungen im Sinne einer Enttraumatisierung nach Shapiro von ihr genommen werden konnte.

Fall 04 – Auflösung von Hüftschmerzen rechtsseitig mit medialer Chirurgie

Am 23. November 2012 machte ich mit der damals 50 Jahre alten Patientin Ursula einen Spaziergang, wobei wir uns über ihre Erkrankungen unterhielten.

Sie erzählte mir, dass sie seit Anfang Oktober 2012 beim Joggen einen heftigen Hüftschmerz rechtsseitig verspürt, sodass sie seither keine Laufbewegungen mehr machen kann. Beim normalen Gehen jedoch entstehen keine Schmerzen.
Die Dauer der Beschwerden betrug also etwa sechs Wochen.

Eine medizinische Diagnose gab es nicht, da sie noch nicht beim Orthopäden war.

Als wir in meine Praxis zurückgekehrt waren, versuchten wir, die Beschwerden im Alphazustand zu beheben.

Im Alphazustand sehe ich im Bereich des rechten Hüftkopfes einen keilförmigen schwarzen Ausschnitt, etwa wie bei einer Uhr die Fläche auf dem Zifferblatt zwischen 10 und 13 Uhr. Ich stelle mir vor, was Ferdinand Sauerbruch machen würde. Er würde den schwarzen Keil ausschneiden und durch einen gesunden Keil, durch gesunde Spongiosa (Knochenspäne) ersetzen. Dieses passierte also auch in meiner Vorstellung, und damit alles schön wieder zusammenheilte gab ich noch zusätzlich zu Arnica D 30 und Symphytum D 12 einfach eine streichende Bewegung, die die neue Spongiosa im Knochen befestigte und alle potenziellen Narben wieder schloss. Es war ein Gefühl, als ob man Gips zwischen zwei Ziegelsteine streichen würde.

Beim „slow jogging“ hatte es vorher reibende Geräusche gegeben, und an der Außenseite der Hüfte gab es einen Punkt, der unter Druck rasch auf die Schmerzskala = 10 anstieg, also „maximaler Schmerz“.

Nach der mentalen Therapie drückte ich wieder auf die Oberschenkelaußenseite, um den Hüftpunkt zu finden, aber er war verschwunden. Und beim probierten „slow jogging“ waren die Reibegeräusche nicht mehr vorhanden und die Schmerzen ebenfalls nicht mehr zu spüren.

Für die Nachbehandlung empfahl ich das Mittel mC D 30. MC = mediale Chirurgie. Dieses wurde dann auch täglich eingestrichen, und seit dem 03. Dezember 2012 gab es keine Klagen mehr über Hüftschmerzen. Nach einem Jahr, im Dezember 2013, erkundigte ich mich noch einmal per Email bei der Patientin, wie es mit den Hüftschmerzen weiter gegangen wäre. Ganz erstaunt teilte sie mir mit: „Die Hüftschmerzen habe ich schon längst vergessen. Tatsächlich, es gab früher schlimme Schmerzen, aber seit einem Jahr, seit Dezember 2012 sind sie völlig verschwunden und auch bei Belastungen nicht wieder gekommen.“

Es ist immer wieder erstaunlich, dass ein energetisches Eingreifen im Sinne von Fokussierung des Heilungsvorganges, eine rasche und sogar dauerhafte Veränderung mit sich bringen kann. Dieser Fall wurde nach einem Jahr im Januar 2014 noch einmal nach beobachtet und so wurde es zur Gewissheit, dass die mentale Heilung gut und dauerhaft gelungen war.

Fall 05 – die virtuelle Schallmauer – Mount Meru, Tansania und Kerala, Indien

Am Samstag, den 06.04.14 feierten mehrere Teilnehmer der Panchen Karma Ayurveda Maßnahme Abschied von diesem schönen Fleckchen Erde in Kerala in Südindien, das uns wie ein Paradies erschien.

Abends saßen wir mit Schweizer Teilnehmern an einem Sechsertisch, der auf der unteren Ebene des Restaurants stand, genau gegenüber dem Flötisten, der in seinem kräftigen Ton bei seinem Abendkonzert im Speisesaal den ganzen Saal beherrschte. Der Flötist war dermaßen laut, dass wir uns über den Tisch nicht verständigen konnten.

Wir baten Sareeth, einen Angestellten mit beginnender Stirnglatze, Ravjee und Sunil, eine zarte Jungengestalt, um einen Tisch im oberen Teil. Die hilfsbereiten Angestellten schoben zwei Tische zusammen, an den Kopfplätzen saßen sich Margit und Alex gegenüber, links von mir saß Petra und mir gegenüber saßen Jacqueline und Pepe.

Der Flötist spielte so laut, dass es für alle äußerst störend war.

Ich erzählte, was ich auf der ersten Hütte am Mount Meru in Tansania 2010 erlebt hatte.

Auf dieser Hütte saßen wir abends in einem großen Gesellschaftsraum, ca. 10 x 30 Meter, in der gegenüber liegenden Ecke saßen fünf Spanier, die so laut miteinander sprachen, dass wir, die wir in der am weitest entfernten Ecke schräg gegenüber saßen, unseren Nachbarn nicht verstehen konnten! Links von mir saß Norbert, den ich nicht verstand, und gegenüber Christine und Andrea, die ich ebenfalls nicht verstehen konnte. Wie ein Posaunenchor dröhnten uns die Stimmen um die Ohren.

In dieser unerträglichen Situation rettete uns Andrea aus Innsbruck, die starke mentale Fähigkeiten besaß.

Sie produzierte eine vorgestellte Glaswand, die sie genau zwischen die Spanier und uns positionierte. Nach etwa einer Minute konnten wir unsere Gespräche wieder aufnehmen, denn der Geräuschpegel war so weit gesunken, dass wir von den Spaniern nur noch ein Getuschel vernahmen, was uns jetzt kaum noch störte.

Ich schlug nun vor, diesen Glaswandeffekt vom Mount Meru hier in Kerala nachzuahmen.

Noch während ich mir eine große virtuelle schalldichte Glaswand vorstellte, dachte ich, dass es wohl leichter sei, den Flötisten „auszuknipsen", wie man einen Lichtschalter ausknipst. Kaum war mir dieser Gedanke durch den Kopf gegangen, hatte der Flötist sein langes Stück beendet und es herrschte Stille.

„Es hat geklappt" rief ich triumphierend, während die anderen lachten und ungläubige Gesichter machten. Wahrscheinlich dachten sie: „Aufhören lassen gilt nicht".

Als die Musik wieder begann, war es deutlich zu spüren, dass sie weniger störte – waren die Töne leiser geworden? Hatte sich unsere Wahrnehmung verändert? Oder gab es noch einen anderen unbekannten Effekt der virtuell eingezogenen Glaswand?
Letztlich schien das Experiment gelungen zu sein, und wir konnten uns ungestört unterhalten.

Fall 06 – Einflussnahme auf einen blockierten Fernseher

Im September 2014 verbrachte ich einige Tage in der Nähe von München und war abends verschiedentlich eingeladen. An einem dieser Abende gab es eine ziemlich unangenehme Situation, sodass ich mir nicht ganz sicher war, ob ich die Lage retten konnte oder ob es ein Problem geben würde.

Am 08.09.2014 war ich bei Eleonore eingeladen. Gegen 21 Uhr hatten wir unser vegetarisches Essen beendet und ich begann die Fernsehprogramme durchzusehen, ob es wertvolle Sendungen gäbe.

Arte zeigte kambodschanische Beutekunst, die zurück gegeben wurde, ein anderer Sender zeigte aztekische Pyramiden in Venezuela.

Eleonore warnte mich schon im Vorhinein, ich solle ja nicht auf eine der roten Querstriche auf den Tasten drücken, das gäbe eine unumkehrbare Katastrophe.

Genau das passierte mir.

Die Aufnahmetaste leuchtete rot auf, die Sender ließen sich nicht mehr verändern, und, was das Schlimmste von allem war, der Apparat ließ sich nicht mehr ausknipsen. Stellte man ihn auf „Aus", schaltete er sich wie von selbst nach wenigen Sekunden wieder ein.

Wie von der Tarantel gestochen holte Eleonore blitzschnell die Tastatur für den Receiver aus der Schublade, hatte mit wenigen Handgriffen auch die Gebrauchsanleitung zur Hand. Aber auch durch intensives Suchen konnten wir nicht erkennen, wie man eine gestartete Aufnahme wieder rückgängig machen kann und wie der Fernseher gestoppt werden könnte.

Eleonore tippte eine Taste nach der anderen, schaltete einen roten Knopf aus, einen zweiten aus, aber nie den dritten, den für die Aufnahme, und so gingen alle roten Lichter wieder an. Sie war ziemlich aufgebracht und versuchte, sich das nicht anmerken zu lassen. An der Wildheit ihrer Gesten, an der verzweifelten Stärke, mit der sie nun alle Tasten der Fernbedienung betätigte konnte ich jedoch ihre innere Anspannung sehr gut ablesen. Sie war sauer, ungnädig, verzweifelt und verfluchte innerlich das Gerät oder ihre Unfähigkeit, das Gerät auszuschalten.

Den Stecker herauszuziehen traute sie sich nicht, weil das in der Vergangenheit schon zu Komplikationen geführt hatte, die sie auf jeden Fall vermeiden wollte. Mit verbissener Wut versuche sie also, über die Tastatur weiter zu kommen, was aber nicht gelingen wollte.

Ich versuchte, aufkeimende Schuldgefühle zu unterdrücken und dachte darüber nach, wie ich eine kreative Lösung jenseits der technischen Möglichkeiten finden könnte.

Eine ähnliche Situation hatte ich einmal in Ortenberg in Hessen erlebt. Ich stand auf dem Parkplatz eines Kaufhauses, hatte den Motor mit dem Zündschlüssel abgeschaltet, aber er lief dennoch weiter. Mehr als Abschalten ging nicht, und so lief der Motor, ohne dass ich ihn bremsen konnte.

In dieser verzweifelten Situation – Rauch oder Dampf stieg schon auf unter der Kühlerhaube – rief ich die Feuerwehr, die den Motor, während er noch lief, zu löschen versuchte. Die Situationen ähnelten sich also: Die Technik lief und ließ sich nicht abschalten. Ich kam mir vor wie der Zauberlehrling von Goethe, der nicht mehr gegen die Wassermassen ankommt.

Nach einer Viertelstunde hörte ich: „So ein Mist, das ist ja eine Katastrophe“. Arsenicum album, Ungeduld. Nach einer halben Stunde: „Diesen Apparat würde ich am liebsten zum Fenster rauswerfen, wenn er nicht so teuer wäre“. Stramonium.

Irgendwann erkannte ich, dass das ungeduldige verzweifelte Herumtippen auf den Tasten noch Stunden dauern könnte und überlegte, wie ich diesem Spuk ein Ende bereiten könnte.

Alte Erinnerung (01)

Ich erinnerte mich an eine Erzählung, die ich vor Jahren gehört hatte.

Es gab eine junge Frau, die von Autotechnik und Elektronik nichts verstand, aber in der Lage war, die Zündung eines Autos wieder in Gang zu bringen, wenn die Experten nicht wussten, warum das Auto nicht ansprang. Sie konzentrierte sich auf den Motor oder das Auto oder auf die Technik, und nach einigen Minuten war alles wieder funktionsfähig, und das Auto sprang an.

Sie konnte zwar nicht sagen, was sie repariert hatte oder konnte nicht angeben, worin der Fehler bestanden hatte, aber das Auto sprang wieder an und das Endergebnis stimmte.

Alte Erinnerung (02)

Bei einer festgeklemmten Bremse ließ sich die Bremse von dem Oldtimer Triumph nicht vom Rad entfernen. Nach Gabe von Öltropfen D 30 als mentale Fokussierung und Abstrahlung von meiner rechten Hand konnte die Bremse ohne jegliche Kraftanstrengung gelöst werden (Fall 12).

Übertragung der Erinnerungen auf die Gegenwart (03)

Aufgrund dieser gehörten und selbst gemachten Erfahrungen versuchte ich nun, in einer meditativen Versenkung, im Alphazustand, die drei roten Lichter zu löschen.

Gleichzeitig arbeitete Eleonore weiter auf der Tastatur herum.

Nach ca. 5 Minuten legte sie ihre Hand auf mein Bein, als ob sie sagen wollte, nicht zu glauben, endlich ist die Kiste ausgeschaltet. Ich öffnete die Augen, alles war schwarz, der Apparat ausgeschaltet, und Eleonore zufrieden.

So konnten wir also ohne Stimmungstief oder Ärger den Abend beschließen und lasen noch eine Geschichte von Salim Alafenisch, „die Feigenkammer“ aus seinem Buch „die Nacht der Wünsche“.

Somit war der Abend also durch die mentale Technik gerettet.

Fall 07 – Das widerspenstige Navigationsgerät

Am 10. November 2014 war ich zwischen Baden – Baden und Husum in der Nähe von Zeven unterwegs und konnte einer jungen Frau, Sabrina, einen Lift nach Hamburg – Harburg geben. Sie hatte einen Navigator dabei, den sie verwenden wollte, um in Harburg den Bahnhof zu finden. Wir wussten aber, dass es von der Autobahn zum Bahnhof nicht weit sein konnte.

Es war ein sonniger Novembertag, es war viel zu warm für die Jahreszeit, aber es war uns recht, einen spät herbstlichen Sonnentag zu genießen.

Nachdem Sabrina also den Navi in den Zigarettenanzünder gesteckt hatte und hier auch das Kontrolllämpchen aufleuchtete, kam es zu der Kalamität, dass das Gerät sich nicht einschalten ließ.

Sie versuchte es mehrfach, zog auch den Hauptstecker immer mal wieder heraus, aber es ging einfach nicht.

Anscheinend war der Stecker, der die Verbindungsschnur mit dem Navi verband, nicht in Ordnung. Wackelkontakt? Oder kaputt? Nachdem Sabrina alle Versuche aufgegeben hatte, schlug ich vor, es einmal mental zu versuchen.

Sabrina war ausreichend aufgeschlossen, um das Experiment interessiert mitzumachen.

Sie hielt den Stecker mit der linken Hand in die Luft, nahm ihre rechte Hand und hielt ihre Handfläche auf den Stecker gerichtet. Dasselbe tat ich mit der rechten Hand.

Wir gaben unserer Handfläche die Information „funktionsfähiger Stecker D 30". Nach 20 oder 30 Sekunden ließen wir die Hände wieder sinken.

Beim nächsten Versuch, das Gerät einzuschalten, ging es ohne Probleme.

„Ich glaube es ja nicht“ war ihr erster Kommentar, als das scheinbar Unmögliche geschah. Später gewöhnte sie sich an den Gedanken, dass alles möglich ist.

Anscheinend ist es möglich, energetischen Einfluss auf Geräte zu nehmen, auch wenn der Mechanismus für uns zunächst noch unverständlich bleibt.

Jedenfalls ist diese kleine Begebenheit ein schönes Beispiel dafür, dass man sich auch in aussichtslosen Fällen, genau genommen in scheinbar aussichtslosen Fällen durchaus einmal energetisch betätigen sollte.

Fall 08 – Heilung von Hüftschmerzen mit medialer Chirurgie

Am 03. September 2014 war ich Gast bei Eleonore in München. Diese sehr gute Freundin war inzwischen 77 Jahre alt geworden. In den letzten zehn Jahren hatten wir immer wieder versucht, ihre rechtsseitigen Hüftschmerzen zu beheben.

Einmal waren es Narben, die die Schmerzen verursachten, dann gab es psychische Einflüsse, die wir als Ursache fanden und homöopathisch zu beheben versuchten, wir probierten es mit einer Konstitutionstherapie, mit der Homöo – Kinesiologie und mit allen möglichen Aspekten der Homöopathie, ohne dass wir einen richtigen Durchbruch erreichen konnten.

Am 03. September 2014 fragte ich also abends gegen 21 Uhr in einer Visualisation meinen Freund Ferdinand Sauerbruch, ob er uns in diesem Therapie resistenten Fall zu Hilfe kommen wollte.

Blitzschnell war er da und besah sich die Hüfte.

Ein neuer Hüftkopf, sagte er, und begann sein Werk. Er hatte einen Teil des Hüftkopfes schon reseziert, nahm dieses verfärbte Stück aus dem Körper und zog aus seiner Tasche das passende Ersatzteil heraus, setzte es genau ein und strich dann mit seiner Hand mit einer sanften, fast streichelnden Bewegung über den Hüftkopf, sodass sich alle Narben wie von selbst schlossen und alles wie neu aussah.

Von diesem inneren Vorgang, der Visualisation einer vorgestellten Operation, sagte ich meiner Freundin erst einmal gar nichts.

Morgens um 3 Uhr begann es bei ihr zu arbeiten und zu klopfen, und sie spürte ungefähr das, was ich sechs Stunden vorher mental vorbereitet hatte.

Am nächsten Morgen erzählte sie mir begeistert, dass sie erstmals seit 2002, seit einer Darmoperation, ohne Schmerzen in der rechten Hüfte aufgestanden sei, dass sich diese jung und kraftvoll anfühlte und dass sie über diesen Zustand sehr glücklich sei. Ob ich da eventuell etwas „gemacht" hätte?

Ich erzählte ihr von meiner virtuellen chirurgischen Sitzung.

Am 23.11.14 teilte mir ein guter alter Freund mit, der meine Patientin kannte, dass er erstaunt ist, dass diese nun endlich wieder richtig laufen könne, auch längere Strecken und auch mit größerer Ausdauer. Er wunderte sich, dass diese Veränderungen in dem Alter von 77 Jahren noch so kraftvoll vonstatten gehen können.

Er bestätigte mir, dass der Erfolg mindestens 7 Wochen angehalten hatte!

Heute, am 06. Mai 2015, ist die Hüfte immer noch schmerzfrei und gut beweglich.

Fall 09 – Computerabsturz

Am 30. Mai 2019 war ich gerade dabei, mich auf die kulturelle Landpartie ins Wendland zu begeben, um Freundinnen zu treffen und Kultur zu genießen. Um noch dringliche Arbeiten schnell abzuschließen, überforderte ich anscheinend meinen Computer, und bei einer Erstellung einer Tabelle „rutschte er aus", rasten die Seiten herunter, ließ sich nicht anhalten, und entglitt allen Kontrollmechanismen, sodass die einzige Möglichkeit, ihn zu bremsen, das Ausschalten des Gerätes war.

Somit konnte ich ihn also stoppen.

Beim Versuch, den Computer wieder einzuschalten, hochzufahren, wie es so schön heißt, gab es nach etwa sieben Sekunden einen Klingelton, den ich noch gar nicht kannte. Der Bildschirm zeigte einige wenige Buchstaben, die aber auf alle Tastenversuche nicht reagierten.

Ich schaltete den Computer aus, zog den Stecker, schaltete ihn wieder ein, die schwarze Fläche blieb von allen meinen Versuchen ungerührt unbeweglich, nichts bewegte sich.

Wegen des aggressiven Klingeltons konnte ich das Gerät auch nicht lange an lassen.

Nach mehreren Versuchen, die alle gleich abliefen, sah ich schon den Computerfachmann, der nach 14 Tagen mit schwarzer EDV versuchte, das Gerät zu reparieren und musste gegen einen Anfall von Verzweiflung ankämpfen.

Danach fiel mir ein, dass ich ja selbst Experte für Computerabstürze bin und gab dem Computer ca. 10 Minuten lang das Mittel „Computerabsturz Komplex Z" mit Hilfe der Abstrahlung meiner rechten Hand.

Als ich dann einen erneuten Versuch machte, reagierte die schwarze Fläche auf eine Taste, und oh Wunder, die blaue Farbe tauchte auf, und wenige Minuten später konnte ich sogar wieder ins Internet kommen.

Ein großer Stein fiel mir vom Herzen, und Dankbarkeit überfiel mich, dass ich mit den technischen Unwägbarkeiten wieder einmal fertig werden durfte, ohne einen Experten zu bemühen.

Fall 10 – das unverkäufliche Haus

Bei einem Vorbereitungsseminar für einen Kurs fragte der 50 Jahre alte Robert, wie es denn mit seinem Hausverkauf wäre? Bei drei Anwärtern, die das Haus kaufen wollten, wären alle drei ca. eine Woche vor Vertragsunterzeichnung abgesprungen. Er hatte den Verdacht, dass das kein Zufall war, und würde gerne die Lösung des Problems wissen, da er spürte, dass er ohne eine „Therapie" im weitesten Sinne das Haus nicht los werden würde.

Im kinesiologischen Test erschien, dass der Besitzer noch am Haus hängen würde. Hierfür gab ich dann dem Kollegen einen Stirnstrich mit Stramonium D 100 Mio. Stramonium ist das Mittel für das Thema Klammern und Loslassen, aber auch für das Thema Verlangen nach Licht und Angst vor der Dunkelheit.

Danach fragte ich am Arm wieder, ob das Haus jetzt verkäuflich wäre, aber es kam ein Nein. Ich konnte mir zunächst nicht erklären, woran es jetzt noch hapern könnte. Schließlich fragte ich, ob das Haus noch am Besitzer hängt? Tatsächlich kam ein für mich etwas unerwartetes Ja. Ich war etwas an meine Grenze gekommen, ob ich das noch glauben sollte.

Vorsichtshalber gab ich mir selbst einen Stirnstrich mit dem Mittel „hinderliche Glaubenssätze D 1000“, um meine eigenen Zweifel zu beseitigen. Danach konnte ich akzeptieren, dass das Haus noch am Besitzer hing, als ob es eine Seele hätte. Im Alphazustand strich ich dem Haus Stramonium ein, rechts und links neben der Haustüre, und danach fragte ich erneut, ob das Haus jetzt verkauft werden könne. Danach war das Haus endlich energetisch verkäuflich.

Nach vier Wochen erhielt ich eine Mail, dass das Haus verkauft worden sei.

Haben alle Häuser Seelen? Oder doch nur einige wenige, die sich mit dem Besitzer gut verstehen? Und sind diese unsichtbaren Energien gut oder schlecht oder neutral? Auch das wäre ja von Haus zu Haus vermutlich verschieden. Anscheinend kann man beseelte Häuser auch behandeln wie Patienten und ihnen Energie geben, die sie zu besonderen Emotionen wie Loslassen befähigen.

Fall 11 – Poltergeister in der Schweiz

Meine mir bestens bekannte Heilerin Nargisa wohnt in der Schweiz. Mit ihren drei Söhnen und Schwiegertöchtern und Enkeln und Enkelinnen ist sie bestens vertraut, es gibt einen sehr schönen, freundschaftlichen und hilfsbereiten und spirituellen Familienverbund. Der verstorbene Sohn Daniel ist ebenfalls fest in die Familie integriert.

Nargisa schrieb mir am 11. Oktober 2019 die Geschichte, wie ihre Familie mit Poltergeistern umgeht. Da es eine sehr bewegende Geschichte ist, darf ich sie hier der Öffentlichkeit vorstellen.

„Die Schwiegertochter Franziska hatte in der Nacht Besuch von Poltergeistern vom Heftigsten. Ihr Elternhaus wird umgebaut. Deshalb haben Franziska und die Kinder der Mutter geholfen, die alten Möbel der Ahnen wegzunehmen. Eine Wand wäre ganz schwarz gewesen. In der Nacht um 01.00 Uhr erwachte die Enkelin Fabienne voller Panik und ließ sich kaum mehr beruhigen, sie hatte schreckliche Wesenheiten gesehen. Um 04.00 Uhr fand der ganze Spuk endlich ein Ende.

Die Enkelin Fabienne war in höchster Panik, sie sagt, dass die dunklen Wesen und große rote Spinnen und Seile Ihr große Angst machen und sie kommen ganz nahe zu ihr.
Ihre Eltern, Peter und Franziska haben diese heftigen dunklen Energien in der ganzen Wohnung gespürt.

Peter und Franziska haben mit Lichtkugel und Gebeten und weiteren Mitteln versucht, die Lage zu beruhigen. Franziska hat gesagt, sie spürt normal nichts aber da hat sie gespürt wie die dunkle Macht sie an den Beinen fest hält.

Inbrünstig hat sie im Geist mich um Hilfe gebeten, das Fenster aufgemacht und gesagt sie sollen raus gehen sie werde morgen mich um Hilfe für Erlösung für sie bitten. Dann gab es Ruhe. Franziska hat gespürt wie die Energie aus ihren Beinen raus ging. Fabienne hat gesagt, dass auf einmal ein leuchtender Sand da war, und sie dann keine Angst mehr hatte.

Heute ist sie mit den Kindern gekommen. Ich habe mit Alphatechnik die Seelen mit den dämonischen Besetzungen erlösen können. Die Ahnen sind ins Licht gegangen.

Habe den beiden Kindern ein Fläschchen vom Mond Komplex Z in die Hand gegeben bevor ich zu arbeiten anfing. Fabienne hat sofort geschüttelt und gesagt: Omi, das Fläschli wird ganz goldig und heiß und ich bin in einer goldigen Wolke.

Patrick hat gesagt er ist mitten in der Herzenssonne.

Dann habe ich leise gearbeitet und Fabienne hat ziemlich genau das beschrieben was sie sieht und ich auch gesehen habe. Ich habe gefragt, was könntet Ihr machen wenn nachts wieder dunkle Wesen kommen. Der Patrick hat sofort gesagt ich gebe Herzenssonne, dann werden sie hell und gehen.

Fabienne hat lange überlegt und dann gesagt „Ich mache einen Regenbogen vom Himmel wo Daniel ist (unser verstorbener Sohn) zu mir ins Zimmer dann werden im Zimmer die Farben zu Klängen und es kommen Engel. Die Engel reden mit den dunklen Wesen die werden dann immer heller und gehen über den Regenbogen in den Himmel. Und ich bin in der goldigen Wolke im Bett".

Es ist wundervoll, wie Peter und Franziska die Situation auf Ihre Weise zum Guten gebracht haben und die Kinder einen Weg für sich sehen, dass Sie etwas machen können.

Interessanter Weise sagte mein Mann Hanspeter am Morgen, dass viele Geister im oberen Stockwerk waren und die halbe Nacht die Decke geknackt hat.

Das war zur selben Zeit, als auch Franziska die ungebetenen Gäste hinaus geschickt hat. Jetzt ist Ruhe eingekehrt.

Ein eindrucksvoller Bericht von der Heilerin Nargisa über den liebevollen Umgang mit Poltergeistern.

Fall 12 – die festgeklemmte Schraube

Es war vielleicht 2016, als ich an einem sonnigen Frühlingstag meinen Freund Ingo besuchte, um mit ihm einen Cappuccino zu trinken. Als ich eintraf, saß er draußen vor seiner Garage und arbeitete an einem seiner beiden Oldtimer, einem alten Triumph. Er versuchte, die Bremsen zu lösen um sie zu ölen oder zu erneuern, eben zu warten.
Dabei gelang es ihm partout nicht, die Bremse von dem Rad zu ziehen, denn die Schraube saß fest und gab keinen Millimeter nach. Helmut schwitzte ordentlich, zusätzlich stach die Sonne, und sein Gesicht war nicht sehr glücklich, als er nun auch noch Besuch bekam.

Vorsichtig fragte ich, ob ich ihm vielleicht helfen könnte. Ingo wusste nur zu gut, dass ich von Autos keine Ahnung hatte und fragte daher, ob ich denn Bescheid wüsste? Nein, auf keinen Fall. Und wie ich mir das vorstellen würde, ihm dann zu helfen, wenn ich nichts wüsste?

Natürlich brannte bei mir wieder einmal das Helfersyndrom durch. Ich meinte, welches Problem er denn im Moment hätte? Deutlich verärgert zeigte er auf die Bremse, die sich nicht lösen wollte. Ich meinte, vielleicht würde der Schraube ein Tropfen Öl gut tun. Daher bot ich an, der Bremse einen Tropfen Öl D 30 zu geben, und dann ginge alles vielleicht leichter? Das war sehr allgemein und vage, aber immerhin ging Ingo darauf ein, vermutlich weniger wegen seines Vertrauens auf meine besonderen Fähigkeiten, sondern eher aus Verzweiflung.

Ich gab also mit meiner Handfläche die Information „ein Tropfen Öl D 30" in Richtung Bremse, Ingo erholte sich von den Anstrengungen und blickte skeptisch in die Luft.

Nach einer Minute war ich fertig mit der Energieübertragung und gab die Bremse wieder frei. Als er nun versuchte, die Bremse vom Rad zu ziehen, kam sie ihm fast entgegen, es ging, als ob es gar keinen Widerstand mehr geben würde. Ingo war einerseits froh, erleichtert, andererseits immer noch sehr misstrauisch, was denn wohl „in Wirklichkeit" passiert sei.

Immerhin akzeptierte er, dass vor meinem Erscheinen nichts ging, und danach ging alles sehr leicht. Wir ließen es dabei und jeder dachte vermutlich, dass seine eigene Version die richtige sei.

Fall 13 – ein Laptop springt wieder an

„Gestern wollte mein Laptop nicht anspringen..........
Ich griff zu deinem Buch und fand den Fall 211 und handelte entsprechend – nach 20 Minuten ging alles frei voran! Ich war platt vor Staunen."

Das war die Mail, die ich am 05.09.2019 von einer alten Bekannten aus Luzern erhalten hatte. Neugierig schlug ich den Fall 211 in Abenteuer Homöopathie, Band 3, auf. Hier ist er.

Am Abend des 11. April 2015 telefonierte ich mit einer sehr guten Freundin, weil wir uns noch vor meinem Urlaub nach Jordanien verabschieden und wissen wollten, was jeder den Tag über getrieben hatte.

Elke erzählte, dass sie bei ihrer Tochter Iris und ihrem zukünftigen Schwiegersohn Manfred mit weiteren Nachbarn zum Grillen eingeladen war; so hatte sie also einen angenehmen Nachmittag und Abend hinter sich gebracht. Später stellte sich heraus, dass ihr Laptop, vier Jahre alt, nicht mehr funktionierte.

Die jungen Leute meinten, das läge sicherlich an einer Fehlverbindung zum WLAN, und da bräuchte man ein Kabel, dann ginge alles wieder. Manfred war Elektrotechniker und schloss das Kabel an, aber es ging immer noch nichts. So beschlossen alle, dass Elke ihren Sohn Uwe befragt, der ein IT – Experte ist und sich von Berufs wegen mit Elektronik beschäftigt. So war also der Stand gegen 23 Uhr 30.

Da wir beide schon interessante Erfahrungen gesammelt hatten, elektronische Geräte mental zu beeinflussen, fragte ich, ob sie sich erinnern könnte, wie ich im Kurs in Hasle bei Bern (Schweiz) eine Teilnehmerin von Symptomen befreien konnte. Immer, wenn sie vor dem Laptop saß, bekam sie ein pelziges Gefühl auf der Zunge und Druck auf der Brust (Fall 14 statt 215).

Damals zeigte ich, dass man den Laptop durch ein schamanisches Manöver entstören kann. Tatsächlich verschwanden die Symptome bis zum Kursende, sodass sich erwiesen hatte, dass die Entstörung nicht nur für das Gerät geklappt hatte, wie es im kinesiologischen Test angezeigt worden war, sondern dass auch die vom Laptop generierten Symptome verschwanden und die Kursteilnehmerin von der Therapie profitiert hatte.

Hier nun dachte ich, läge der Fall ähnlich. Zunächst machten wir also rechtsdrehende Bewegungen über dem Laptop, und anschließend versuchten wir, ihn hoch zu fahren. Die Verbindung zum Internet war aber immer noch gestört, sodass unsere Bemühungen keinen Erfolg hatten. Wir mussten uns etwas anderes einfallen lassen. Der Fall lag also anders als damals in Hasle.

Wir nahmen den Tensor und fragten, ob wir die Internetverbindung mit homöopathischen Mitteln wieder in Schwung bekommen würden. Wir erhielten ein „Ja".

Nun war die Frage, welche Mittel wir hier einsetzen sollten. Es war anscheinend nicht nötig, die Ursache der Störung herauszufinden, sondern es schien zu reichen, wenn wir die richtigen Mittel fanden und dann richtig applizierten.

Als erstes Mittel testeten wir „WLAN D 30". Tatsächlich, es kam, obwohl das vielleicht das erste Mal war in der Weltgeschichte, dass der Begriff WLAN potenziert wurde und mit Hilfe von rechtsdrehenden Bewegungen eingestrichen oder dem Gerät nahe gebracht wurde.

Als wir fragten, ob wir noch mehr Mittel benötigten, kam wieder ein „Ja". Das nächste Mittel, das wir testeten, war Elektroklapparatismus D 30. Es hörte sich schon sehr lustig an, aber energetisch schien es Sinn zu machen, und so applizierten wir eine weitere Runde mit rechtsdrehenden Fingerbewegungen, um das Gerät durch Frequenzen zu beeinflussen, nachdem wir uns von unseren Lachsalven erholt hatten.

Nach diesen zwei Mitteln testeten wir, dass die Internetverbindung wieder funktionieren würde. Wir konnten es uns beide kaum vorstellen, Elke vielleicht noch weniger als ich, aber irgendwie hofften wir wohl beide auf einen unerwarteten Erfolg, und so machte Elke das Experiment und fuhr den Rechner hoch.

Nach wenigen Minuten, schon nach Mitternacht, kam der erlösende Anruf: Jetzt, nach dem zweiten Versuch, war alles wieder in Ordnung. Sie bekam wieder Anschluss an das Internet und schrieb mir eine Mail als Beweisstück. Die Frage, ob sie sich schon nach vier Jahren einen neuen Laptop kaufen muss, trat in den Hintergrund. Die Verbindung zum Internet ließ sich jetzt also wieder herstellen.

Obwohl ich keine rationale Erklärung dafür finde, was genau geschehen war, als wir mit rechtsdrehenden Bewegungen und dem Murmeln von WLAN D 30 und Elektroklapparatismus D 30 den Laptop „infizierten", „stimulierten", eben eine Schwingung einbrachten, mit Hilfe einer schamanistischen Aktion, ist es doch sehr bemerkenswert, dass die leblose Materie auf mentale Einflüsse wie Sprache und Drehbewegungen so empfindlich reagiert, dass eine verloren gegangene oder verloren geglaubte Funktion sich wieder erholt.

Da wir beide einen wichtigen Glaubenssatz miteinander teilten, „in diesem Leben ist schließlich alles möglich", konnten wir die Sitzung durchführen, ohne durch unsere Fröhlichkeit, Lustigkeit und die leisen inneren Zweifel gestört zu werden, sodass sich in der leblosen Materie etwas Wichtiges bewegen und in unserem Sinne regenerieren konnte.

Was lernen wir daraus? Das Leben ist voller Wunder und Besonderheiten, die wir längst noch nicht alle verstehen können.

Fall 14 – ein linksdrehender Laptop verursacht eine pelzige Zunge und Herzdruck

Während eines Kurses, der im August 2014 in der Schweiz stattfand, kam eine Teilnehmerin mit einem seltenen Problem nach vorne, um es genau zu schildern.

Die ca. 50 Jahre alte Heilpraktikerin Katharina, sehr elegant gekleidet, berichtete, dass es Probleme mit ihrem Laptop gäbe. Wenn sie ihn öffnet, bekommt sie nach einiger Zeit, vielleicht nach einer Stunde, Druck auf dem Herzen und zusätzlich das Gefühl, als ob die Zunge pelzig wäre. Beides störte sie erheblich, und sie wusste nicht, wie sie das Problem lösen könnte. Da sie im Unterricht den Laptop zur Mitschrift benutzte, hatte sie auch im Moment des Vortrages den Druck auf der Brust und auch das pelzige Gefühl auf der Zunge.

Im kinesiologischen Test erfuhren wir, dass der Laptop linksdrehend ist und durch diese elektromagnetische Besonderheit Symptome hervorruft. Im kinesiologischen Test erschien es so, dass wir das Problem nicht homöopathisch lösen konnten, auch nicht kinesiologisch. Aber wie dann? Ich fragte, ob wir es mit einer schamanisch ausgeführten Rechtsdrehung D 1000 versuchen können, und da kam eine Zustimmung.

Ähnlich wie bei früheren Fällen (Kaffee, Stiefel, Armbanduhr) machte ich nun mit meinem rechten Zeigefinger rechtsdrehende Kreise über dem gesamten Laptop. Nach Abschluss dieser schamanischen Drehbewegungen testeten wir den Laptop erneut kinesiologisch. Dieses Mal erhielten wir die Information, dass er nicht mehr linksdrehend, sondern jetzt rechtsdrehend sei.

Bei der Testung der Symptome Druck auf der Brust und pelzige Zunge erhielt ich die Information, dass energetisch jetzt alles regelrecht sei. Somit sollten sich die Symptome auflösen.

Nachdem wir also gegen 11 Uhr den Laptop rechtsdrehend gemacht hatten, kam die Teilnehmerin nach Kursende gegen 17 Uhr zu mir und berichtete, dass der Druck auf dem Herzen völlig verschwunden und die Zunge nur noch geringfügig pelzig sei. Sie hatte den Laptop die ganze Zeit (außer in der Mittagspause) in Gebrauch und somit war offensichtlich, dass nach der Rechtsdrehung alle Symptome rückläufig waren.

Fall 15 – Notebook läuft bei kaputtem Akkumulator

Esther erzählte am 16.11.2020 eine kleine Geschichte im großen Familienkreis.

„Am Dienstag hatte ich mit meinem Laptop ganz normal gearbeitet, dann lief er heiß und sagte keinen Mucks mehr. Er reagierte auf nichts mehr. Ich musste alle Termine für Mittwoch absagen, also auch Heinrich. Dienstag Abend, 22 Uhr, „Heinrich, der Termin fällt morgen aus, Notebook kaputt". Ich fragte, ob wir ihn therapieren sollten. Esther: „Warum willst Du mich therapieren? Mir geht es doch gut". „Nein, Deinen Laptop". „Aha, und wie?". Er war ja heiß gelaufen, also braucht er den Entzündungs Komplex Z. Wir testeten gemeinsam mit unserem Testwerkzeug – ja, kommt.
Und Akku Regeneration D 30 – kam ebenfalls. Noch etwas? Ja, Ferrum magneticum? Ja. D 30 ? Nein, D 200? Ja.

Also ging ich in den Alphazustand, holte mir im Geiste den PC auf meinen mentalen Bildschirm, gab ihm die drei gefundenen Mittel, machte anschließend noch rechtsdrehende Bewegungen über dem Computer und dann testeten wir. Wir bekamen die Information: Jetzt läuft er wieder. Nachts brauchte er keinen Strom.

Am nächsten Morgen:

Er zeigte an, dass der Akku leer war. Also Strom. Danach konnte Esther wieder „normal" mit ihm arbeiten, alle Dateien waren noch vorhanden, und so gingen der Mittwoch, Donnerstag und Freitag ins Land. Vorsichtshalber kaufte sie sich am Freitag einen Ersatz, denn der EDV – Mann hatte gesagt, der Akku ist futsch, warum der Laptop überhaupt noch läuft, weiß er auch nicht. Esther ganz cool: Der läuft mit Heinrich Zeeden Energie.

Literaturverzeichnis Teil 03 – Die Beeinflussung der scheinbar unbelebten Welt

Coelho, Paul, Aleph, Einleitung

Yogananda, Paramahansa, Autobiografie eines Yogi, Einleitung

Bender, Hans, Parapsychologie, viele Titel, S. 4, Parkplatzsuche

Klinghardt, Dietrich, viele Titel, Thema = Kinesiologie, „Beispiel aus der Literatur".

Jung, Carl Gustav, Erinnerungen, Träume und Gedanken, Autobiografie

Freud, Sigmund, viele Titel, Kapitel „Carl Gustav Jung" (Déjà vue)

Govinda, Lama, der Weg der weißen Wolken (Erinnerungen Vorleben)

Kharitidi, Olga, „Samarkand", „im Weißen Haus der Seele". Synchronizität (02)

Tschinag, Galsan, „Im Land der zornigen Winde" - Synchronizität (02) der singende Fels – Gedanken über das Phänomen Leben

Castaneda, Carlos, die Reise nach Ixtlan – Synchronizität (02)

Alphatechniken in der Homöopathie

Teil 4

Sterben und Tod, Nahtoderlebnisse

Inhaltsverzeichnis - Teil 4

Einleitung

Ein großer Wunsch der Menschheit besteht darin, sich Unsterblichkeit zuzulegen. Trotz vieler ausgefeilter Techniken ist dieser Wunsch jedoch nie in Erfüllung gegangen. Von dem griechischen Philosophen Sokrates wird dieser Spruch überliefert: Erkenne dich selbst als Sterblichen oder erkenne dich selbst in deiner Sterblichkeit.

Die große Frage besteht darin, wie können wir uns auf den Tod so vorbereiten, dass er seine Schrecken verliert? Zur Beantwortung dieser Frage wurde dieser Text verfasst.

Elisabeth Kübler – Ross, eine Schweizerin, die nach ihrem Medizinstudium einen Amerikaner geheiratet hatte und später in den USA als Psychiaterin gewirkt hat, hat als erste 1969 mit ihrem bahnbrechenden Buch

„Interview mit Sterbenden"

das Tabuthema Tod durchbrochen.

Dr. Raymond Moody hat wenige Jahre später 1975 Nahtoderlebnisse gesammelt und in seinem Werk life after life veröffentlicht.

Schließlich hat der Niederländer Pim van der Lommel in seinem Buch

„Endloses Bewusstsein"

hunderte von Nahtoderlebnissen gesammelt und sie mit den Kriterien der klassischen Physik und der Quantenphysik untersucht.

Andreas Englisch hat unerklärliche Heilungserfolge durch Heilige Orte, Heilige Quellen und positive Vorurteile (christlicher Glaube) untersucht in seinem Buch „Spuren Gottes".

Die Ergebnisse, die sich hierdurch ergeben, werden versuchsweise dargestellt, im Kontext mit den Möglichkeiten der Homöo - Kinesiologie.

Heinrich Zeeden,
Lübeck, den 14.12.2025

Welche Fragen bedrängen uns in der Stunde unseres Todes?

Egal, welchen religiösen Hintergrund wir haben, eine Gewissheit, wie es nach dem Tode weitergeht, erhalten wir nicht. Im christlichen und islamischen Bereich wird angenommen, dass wir nach dem Tode in den Himmel kommen, eine Wartezeit im Fegefeuer verbringen oder direkt in der Hölle landen. Im hinduistischen und buddhistischen Bereich wird angenommen, dass wir uns so lange immer wieder erneut einen Körper suchen, bis wir mit dem Urgrund verschmelzen. Für weitere Inkarnationen stehen uns sechs verschiedene Seinsbereiche zur Verfügung, die Welt der Götter, die Welt der Asuras, der Kämpfer, die Welt der Hungergeister, die Welt der heißen und der kalten Höllen, die Welt der Tiere und die Welt der Menschen. Aber auch hier fehlt die letztliche Sicherheit, wie die Gegebenheiten einer jenseitigen Welt aussehen mögen.

Für die Vorstellung einer Reinkarnation spricht, dass es zahlreiche Geschichten über Kinder gibt, die schon Texte auswendig zitieren können, bevor sie noch Lesen und Schreiben gelernt haben.

Diese Kinder können im Einzelfall auch Mönche in einem Kloster erkennen und sogar deren Namen nennen, wenn sie vorher, das heißt in einem erst kürzlich abgeschlossenen Vorleben, in diesem Kloster tätig waren. Die Kinder, die religiöse Texte auswendig sprechen können, zusätzlich noch mit den entsprechenden Gesten der Hände, werden Tulku genannt – Inkarnationen von weit fortgeschrittenen Lamas.

Oder sie können Besonderheiten von Klöstern berichten, an die sie sich erinnern, wenn sie das Kloster zufällig besuchen.

Ob diese „wunderbaren und unvorstellbaren“ Geschichten ausreichen, um das System der Reinkarnationen zu begründen, lassen wir hier aus Gründen der Objektivität und Unvoreingenommenheit einmal offen.

Die Beobachtungen von Moody beinhalten, dass alle Menschen, die Nahtoderlebnisse hatten, vor einem Tunnel gestanden haben, an dessen Ende ein helles Licht zu sehen war.

Eine weitere Beobachtung von Menschen, die sich in Todesnähe befunden haben, ist eine zusammenfassende Bilderserie, die meistens das gesamte Leben einer Person betrifft. Dabei wird beschrieben, dass es sich nicht um eine zeitliche Abfolge von Ereignissen handelt, sondern um eine Gesamtschau, so dass man ohne zeitliche Abschnitte alles gleichzeitig erfährt.

Schließlich gibt es noch die Vorahnungen der Sterbenden, die häufig außerordentlich lichtvoll sind. Ein Patient in Dinslaken berichtete mir, dass er sich im Reisebüro eine Fahrkarte in die Südsee gekauft habe. In seiner Vorahnung sah er ein sonniges Paradies, das ihn erwartete, sobald er gestorben wäre.

Sterbende, die mental nicht mehr auf der Höhe sind, erfahren kurz vor ihrem Tod noch einen erstaunlich lichten Moment, als ob sie nie dement gewesen wären. Eine Art Aufleuchten der mentalen Fähigkeiten kurz vor dem Ableben.

Welche Phänomene treten während einer Nahtoderfahrung auf?

Nach Dr. Raymond Moody kommt es zu diesen Erfahrungen:

Wahrnehmung eines unangenehmen Geräusches (Läuten, Brummen)

1. Bewegung durch einen langen, engen, dunklen Tunnel
2. Der Betroffene befindet sich plötzlich außerhalb seines Körpers und nimmt seine Umgebung wahr
3. Langsame Gewöhnung an den neuen Zustand
4. Erkennen, dass man weiterhin eine Art „Körper" hat, der sich jedoch vom menschlichen Körper unterscheidet
5. Andere Wesen, oft bekannte Verstorbene, nähern sich, begrüßen einen
6. Erscheinung eines Lichtwesens, das gelegentlich mit Christus oder anderen religiösen Figuren gleichgesetzt wird
7. Das Lichtwesen richtet ohne Worte eine Frage an den Sterbenden, die ihn zu einer Bewertung des eigenen Lebens führen soll
8. Zeitlose Rückschau über das eigene Leben
9. Annäherung an eine „Schranke", die die Scheidelinie zwischen Leben und Tod symbolisiert
10. Widerstand gegen die Erkenntnis, dass man wieder ins Leben zurückkehren muss
11. Gefühl umfassender Freude, Liebe und Friedens
12. Mitteilungsversuche in der 3. Phase an die Ärzte und die umstehenden Personen

13. Folgen im Leben (betroffene Personen nehmen das Leben tiefer und erweitert wahr, setzen sich mehr mit großen philosophischen Grundfragen auseinander)
14. Neue Sicht des Todes (Personen, die immer Angst vor dem Tod hatten, sind nun entspannt und furchtlos)
15. Bestätigung der Patientenangaben
16. Ein Licht kam zum Vorschein

Welche Gefühle haben wir, wenn wir in den Sterbeprozess eintreten?

Da wir immer ein gutes Ergebnis erzielen, wenn wir unsere negativen, ängstlichen und hemmenden Gefühle behandeln, können wir diese Technik auch beim Sterbeprozess anwenden. .

Hier der Versuch, die Gefühle zu analysieren und ein homöopathisches passendes Mittel, ein Simile anzubieten.

Angst vor dem Unbekannten – Arsenicum album D 100 Mio.

Gefühl, alleine zu sein – Palladium D 100 Mio.,

Gefühl, hilflos zu sein – Caladium D 100 Mio.,

Gefühl, nicht loslassen zu können, Festhalten
– Stramonium D 100 Mio.,

Gefühl, noch nicht alles erledigt zu haben – Nux vomica D 30

Gefühl, die Familie ist noch unharmonisch, zerstritten
– Familienaufstellung D 1000

Gefühl, den Abschied nicht zu überleben – moderiertes Abschiedsgespräch D 30

Gefühl, schlechtes Gewissen, zu viel falsch gemacht zu haben – Natrium chloratum D ∞,

Schock, dass der Tod so schnell kommt – Opium C 1000

Todesangst – Aconit D unendlich.

Wie können wir den Sterbeprozess positiv beeinflussen?

Als ich eine Patientin fragte, ob sie lieber mit Angst oder mit Begeisterung sterben wollte, konnte sie keine Antwort geben, sie war perplex.
Also fragte ich sie, ob sie lieber mit Angst oder mit Zufriedenheit sterben möchte?
Hierauf antwortete sie: „Es kommt doch immer auf die Umstände an".

Damit meinte sie vermutlich, Sterben aus voller Gesundheit und zuhause ist super, Sterben mit einer schweren schmerzhaften Krankheit in einer wenig persönlichen Klinik, mit dem Gefühl, für andere eine Last zu sein: Das sind denkbar ungünstige Umstände.

Da ich in den letzten 20 Jahren die Erfahrung gemacht habe, dass energetische Tätigkeiten so gut wie immer wirksam sind, können wir uns diese Mittel im Vorhinein einstreichen:

optimale Umstände unseres Todes D 30,
Vergebungs Komplex Z,
Selbstvergebung D 30,
gesund bis zum letzten Atemzug D 30,
Antiaging Komplex Z,
Organpflege D 30,
Haltungs Komplex Z.

Für die letzte Stunde:
Arsenicum album D 100 Mio., (löst die Angst auf), Stramonium D 100 Mio. (befähigt uns, loszulassen) und Fröhliches Sterben D 30.

Der Tod bei Tieren

Für Tiere gilt Ähnliches. Auch Tiere wollen unter angenehmen Umständen sterben und die Ebene wechseln. Was aber macht eine Hundehalterin, die an ihrem Hund hängt, und die schon bei dem Gedanken an den zukünftigen Tod ihres Hundes in Tränen ausbricht?

Auch hier hilft es, eine gute energetische und mentale Vorbereitung zu treffen.

Aaron im Hundehimmel

Vorbereitung auf das Ableben eines geliebten Hundes

Aaron ist ein Rüde, ein Labrador - immer hungrig. Falls er so viel zu essen bekäme, wie er möchte, würde er durch die Gegend rollen wie ein Pfannkuchen.
Clara kann sich aber kaum vorstellen, ohne ihn zu leben und die Tränen fließen jetzt schon, wenn sie auch nur daran denkt, dass er eines Tages ableben könnte.

Also schlage ich vor, wir könnten uns schon einmal jetzt, im Voraus, auf den Abschied vorbereiten, auch wenn er jetzt, da er erst 14 Jahre alt ist, vielleicht noch lange bei ihr bleiben wird und ihr erst eines fernen Tages aus den Augen kommen wird.

Zur Vorbereitung gebe ich das
Mittel Stramonium, zum Loslassen, in der D 100 Mio.
Danach Familienaufstellung D 1000, weil Aaron zur Familie gehört.
Für die unglaublich intensive Verbindung zwischen den beiden und dem Gefühl, wahnsinnig zu werden ohne den geliebten Hund, gebe ich Ignatia D unendlich für die Trauer, die Lösung einer unlösbaren Verbindung.
Dieser scheinbare Widerspruch ist das Wesen von Ignatia.

Konstitutionell gebe ich Pulsatilla D 100 Mio., auch um die Entschlusskraft zu stärken, durch das Unvermeidliche gut durchzukommen.
Schließlich die Liebe zur Heimat und zur Familie:
Calcium carbonicum D 100 Mio.

Die Trauer um den Verlust – Natrium chloratum D unendlich, und um ein Brechen des Herzens zu verhindern:
Rubin D unendlich und für die Depression, das Gefühl des Alleinseins: kleiner Bär sc D unendlich.

Wie reagiert ihr Magen? Clara bekommt Magenschmerzen.

Hierfür gebe ich Nux vomica D 30,
Sonnengeflecht D 30,
Merkur Pl D 30 (Verbindung der Hirnhälften) und
alle Meridiane D 30 (Ausgleich für alles).
Schließlich noch die
Hinderlichen Glaubenssätze D 1000.
Damit die befreienden Glaubenssätze die Überhand bekommen, klopfen wir am Dünndarm 3 ein:
Es ist gut, wenn Aaron bei mir ist.
Es ist gut, wenn Aaron da ist, wo seine Entwicklung weiter geht.
Ich mache Frieden mit den Gegebenheiten dieser Welt.

Für den Ärger über die Unstimmigkeiten dieser Welt gebe ich jetzt noch das Mittel für die ablehnende Haltung:
Acidum nitricum D unendlich.

Jetzt hat sie abgeschlossen und kann sehen, wie Aaron im Hundehimmel fröhlich ist, am Knochen nagt und ihr mit den Ohren fröhlich zuwinkt, es wäre dort alles wunderbar, es ist für ihn gesorgt und sie braucht sich keine Gedanken um ihn zu machen.

Der Abschied für das Ableben ist gut vorbereitet. Immer, wenn sie daran denkt, kommt ihr das Bild rein geschossen: Aaron ist im Hundehimmel glücklich.

Umgang mit Verstorbenen, denen entgangen ist, dass sie gestorben sind.

Eine Reihe von Menschen stirbt unter Umständen, die den frisch Verstorbenen nicht erlauben zu erkennen, dass sie diese Welt körperlich verlassen haben und genau genommen hier nicht mehr hingehören. Bei Beerdigungen können wir sehen, dass der Verstorbene nicht im Sarg liegt, sondern mit einer scheinbar intakten menschlichen Hülle am Grab steht und sich wundert, dass alle Freunde, Verwandte, Bekannte und Fans erschienen sind, um ein Fest zu feiern und fragen dann manchmal, ob sie mitfeiern können. Sie wundern sich dann, wenn sie erfahren, dass wir den Abschied von genau diesem Menschen feiern, der sich noch lebendig wähnt.

In dieser Situation können wir dem Verstorbenen zu der Erkenntnis verhelfen, dass er tatsächlich gestorben ist, indem wir ihm den Test mit dem Händedruck anbieten. Das kann man auch in Zeiten von Corona machen, auch wenn das Händedrücken zeitweilig unerwünscht ist.

Der Test mit dem Händedruck

Wir bereiten den Verstorbenen in etwa mit diesen Worten vor: „Ich glaube, dass Du gestorben bist, aber Du glaubst, dass Du noch unter den Lebenden weilst, weil Du täglich weiterhin zur Arbeit gehst und ein scheinbar normales Leben führst.
Wir sollten uns mal die Hände reichen und kräftig zudrücken. Wenn das gelingt, bist Du noch lebendig, hast Fleisch und Blut und Kraft in den Muskeln, dann kannst Du Dein bisheriges Leben weiter leben. Kannst du aber nicht zudrücken, müssten wir beide annehmen, dass Du nur noch aus Regenbogenlicht bestehst, also einen sogenannten feinstofflichen Körper besitzt und kein Fleisch und Blut mehr in Dir ist und Du auch keine Kraft mehr hast, um richtig zuzudrücken. Bis Du mit dieser Versuchsanordnung einverstanden?" Hier kommt immer ein „Ja".

Was passiert beim Händedruck? Der Verstorbene kann keine Kraft entwickeln und wird nachdenklich, was das zu bedeuten hat. Er erkennt relativ schnell, dass er anscheinend ohne sein Bemerken verstorben ist und jetzt nur noch eine Regenbogenhülle besitzt. Danach können wir ihn bitten, sich mal seine Füße anzusehen, und seine Hände natürlich, und dann sieht er jetzt – das erste Mal seit seinem Tod – dass er nur noch aus Licht besteht und keinen Körper mehr hat.

Fragend schaut er uns an und fragt, was zu machen sei.

Die Lichtsäule mit Stramonium

Wir deuten auf eine mit kraftvollem gelbem Stramoniumlicht gefüllte Litfaßsäule, die aus durchsichtigem Plexiglas besteht und zeigen auf die Türe, die sich in dieser Säule befindet. Sobald der Verstorbene dieses Licht sieht, fühlt er sich magisch angezogen und geht auf die offen stehende Tür zu, um in die Lichtsäule einzutreten. Danach schließt sich die Türe, und wie in einem Aufzug fährt die Lichtsäule mit dem Verstorbenen nach oben, um bei jenen Instanzen zu landen, die über das weitere Geschick – weitere Umstände der nächsten Inkarnation – entscheiden.

Damit ist der Verstorbene sinngemäß einmal vollständig durch den häufig auch gesehenen Tunnel hindurch geschritten, eigentlich hindurch gezogen worden von einer ihm noch unbekannten Kraft und jetzt vollständig im Licht gelandet, dort, wo ihn die Verwandten empfangen und weitere Meister, die sich um die Vorbereitungen für das nächste Leben kümmern.

Sich den Tod zum Freund machen

Um aus dem Sterben, dem Abgang aus dem Leben, einen positiven Event zu machen, ein Fest des Lebens, ein Fest der Ernte und ein Fest des Abschiedes, ist es unumgänglich, sich den Tod rechtzeitig zum Freund zu machen.

Wir nehmen also Abschied von dem Bild vom Tod als Sensenmann, der zu einem willkürlichen Zeitpunkt den Lebensfaden durchschneidet und damit unser Leben mit dem Tode bedroht.

Aus meiner Sicht sorgt der Tod dafür, dass wir zum richtigen Zeitpunkt die Erde verlassen. Er sorgt dafür, dass wir nicht vorzeitig ableben, aber auch nicht zu einem zu späten Zeitpunkt gehen. Falls das eine seiner Aufgaben wäre, dann ist er der perfekte Beschützer meines Lebens, der dafür sorgt, dass alles zum richtigen Zeitpunkt passiert und nichts „dazwischen" kommt. Falls wir erkennen können, dass der Tod zum Beschützer unseres Lebens wird, dann können wir ihn gewissermaßen zu unserem Abschiedsfest einladen und mit ihm völlig harmonisch umgehen.

Zusätzlich ist es gut, unsere eigene Bereitschaft herzustellen, dann zu gehen, wenn der Tod uns ruft. Auch hierfür benötigen wir einige Zeit, bis wir hier alle inneren Weichen richtig gestellt haben.

Die Mittel zum Sterben

Um möglichst leichtfüßig zu sterben, ist es gut, wenn wir vorher alles erledigt haben. Und das Unerledigte so geordnet haben, dass die Nachkommen das leicht für uns erledigen können, falls wir noch Sorgen haben.

Was bedrückt Sterbende am meisten? Nach Rüdiger Dahlke ist es das Bedauern, den Angehörigen und Freunden nicht gesagt und nicht gezeigt zu haben, dass wir sie lieben, schätzen und bewundern. Sie bedauern, dass sie ihre Gefühle versteckt haben und sich nicht getraut haben, mit ihren Gefühlen zu hantieren, sie zu äußern und auch die Gefühle von anderen wahrzunehmen.

Die wichtigsten Mittel, die wir einem Sterbenden einstreichen können oder auch als Globuli verabreichen können, wären diese.

Arsenicum album D 100 Mio. nimmt uns die Angst weg, wie es weiter gehen wird.

Stramonium D 100 Mio. befähigt uns, loszulassen:
Aus der rechten Hand den Geldbeutel loslassen, unsere Lebensleistung, aus der linken Hand unsere Freundinnen und Freunde, Verwandten loslassen und zurücklassen.

Und das dritte Mittel gibt uns die Freude am Leben und am Sterben: Fröhliches Sterben D 30.

Wir können uns fragen: Wie möchte ich sterben, lustig, fröhlich, hüpfend, zufrieden und ausgeglichen, oder mit Angst, Unruhe, Sorge und einem Herzen voller Ungewissheit.

Falls wir unser Sterben energetisch vorbereiten wollen, sollten wir das unbedingt tun. Es gibt keinen Grund, bei diesem wichtigen Ereignis alles auf die Umstände ankommen zu lassen.

Die Lichtsäule für Verstorbene aufstellen

15 Punkte, nach denen man vorgehen kann.

Eins
Schutz für sich selbst herstellen, den Schutz Komplex Z als Stirnstrich einstreichen, zum Beispiel. Mit Salbei oder Weihrauch räuchern. Uns selbst in ein segnendes Licht stellen. Um Schutz und Kraft bitten.

Zwei
Augen schließen, tief einatmen und dabei die Hände vor der Körpermitte nach oben führen, beim Ausatmen die Handflächen nach außen halten und nach abwärts bewegen.

Drei
Wir befinden uns jetzt im sogenannten Alphazustand. Das heißt, wir können jetzt alle Informationen aus dem Raum bekommen und kraftvoll Informationen in den Raum geben.

Vier
Augen ggf. wieder öffnen. Lichtsäule vergegenwärtigen. Diese kann so groß sein, dass ca. 10 Personen hineinpassen.

Fünf
Um Erlaubnis fragen.

Sechs
Wenn konkrete Personen auftauchen oder angesprochen werden sollen: Konturenmännchen vergegenwärtigen und links daneben den Vor- und Zunamen schreiben.

Sieben
In das Konturenmännchen die entsprechenden Mittel oder die unterstützenden Informationen geben. Rechts daneben die Mittel schreiben und in das Konturenmännchen mit der Hand hineinschieben.

Acht
Evtl. weitere Konturenmännchen ein Stück weiter rechts zeichnen / vergegenwärtigen. Hier können weitere Personen wichtige Informationen wie Stramonium, Arsen und moderiertes Abschiedsgespräch D 30 erhalten.

Neun
Evtl. weitere namenlose Wesen vergegenwärtigen / sehen / wissen, dass sie da sind.

Zehn
Mittel anbieten: Corona Impf Komplex, Erlösungs Komplex Z,
Arsen D 100 Mio., Stramonium D 100 Mio.,
leichter Abschied D 30.

Elf
Bitten, dass ihnen geholfen wird, dass sie die Augen öffnen, dass himmlische Wesen ihnen den richtigen Weg zeigen.

Weitere Möglichkeiten der Hilfestellung:
vor dem inneren Auge die Mittel geben,
Vor dem inneren Auge in Kommunikation gehen,
vor dem inneren Auge in Kontakt gehen, Hände halten, umarmen etc.

Zwölf
Personen ins Licht einladen. In die Lichtsäule hineingehen lassen. Meistens werden sie von dem Licht magisch angezogen und gehen wie von alleine in die Lichtsäule.

Dreizehn
Die Lichtsäule fährt wie in einem Aufzug nach oben und verblasst und verlässt unser Blickfeld.

Vierzehn
Wir kommen in die Gegenwart zurück: Wir spannen die Muskeln an, recken und strecken uns, hüpfen und sind wieder in unserer gewohnten Dreidimensionalität.

Fünfzehn
Nach der Sitzung können wir den Raum reinigen, die Fenster öffnen, neues Regenbogenlicht kreieren und uns selbst stärken.

Lichtsäulenkurse können bei Deborah Wolff gebucht werden, unter info@homoeopathie-wolff.de

Fälle

Fall 01 – Poltergeister

Am 03.02.2024 war ich in Schotten bei alten Freundinnen und Freunden zu Besuch.
Wir tafelten in einem Haus auf dem obersten Niveau von Schotten, in einer prächtigen Lage. Theresia erzählte von einem Autoschlüssel, der plötzlich spurlos verschwunden war, und dann UNTER den Hausschuhen von Klaus wieder zum Vorschein kam, wo er ihn nie hingelegt haben konnte, oder von einem Winkel für die Hausarbeiten, der plötzlich weg war und dann ganz wo anders wieder aufgetaucht war. Was konnte das sein? So etwas gibt es nur bei Poltergeistern.

Wir luden den Poltergeist also an unseren Abendessenstisch ein. Als ich die junge Frau erkannte, vielleicht 30 Jahre alt, blond, mit einem unendlich traurigen Gesicht, wusste ich schon, was passiert war. Sie war im Kindesbett gestorben, wollte unbedingt ihr Kind versorgen und konnte daher die Erde nicht verlassen und war nun schon ca. 250 Jahre in diesem Haus als „Hausgeist".

Diese Frau erkannte dann am Händedruck, dass sie keinen Körper mehr hatte und konnte so ins Licht gehen. Sehr eindrucksvoll, ich hatte wohl noch nie ein so trauriges Gesicht gesehen.

Ich erzählte noch zwei Poltergeschichten, eine aus der Schweiz, vom Waldstätter Hof, und eine von einem amerikanischen Auto, einem Dodge, der immer kaputt ging, egal, wie gut die Leute ihn reparierten.

Fall 02 – Der Poltergeist im Waldstätter Hof

In der Festschrift für das 150 jährige Bestehen des Waldstätter Hofes in Brunnen am Vierwaldstätter See war eine erstaunliche Geschichte zu lesen. Da ich diese Broschüre nach Lektüre wieder verschenkt hatte, konnte ich auch bei meinem nächsten Besuch kein Exemplar mehr bekommen. Die Geschichte erzähle ich also aus dem Gedächtnis.

Eine 80 Jahre alte Frau, deren Mann vor Jahren im Vierwaldstätter See ertrunken war, hatte bei sich beschlossen, ihrem Mann in den See nachzufolgen. Vorher hatte sie sich im Waldstätter Hof einquartiert, um von hier aus den geplanten Suizid durchzuführen. Sie dachte sich, wenn sie weit genug auf den See hinaus schwimmt, wird sie irgendwann müde und wird untergehen. Das war der Plan.

Vorher gab es noch ein großes Tanzfest in dem Hotel, bei dem sie mittanzte und wegen guter „Leistung" zur Königin des Abends gekrönt wurde. Soll man wirklich gehen, wenn es am schönsten ist?

Sie legte sich also glücklich nach diesem Tanzabend in ihr Bett im Hotel, um am nächsten Tag den Suizid zu begehen. Gewissermaßen unglücklicherweise hat sie aber in dieser bedeutsamen Nacht, vielleicht auch durch die ungewohnten Anstrengungen beim Tanzen bedingt, ein Herzinfarkt mit tödlichem Ausgang überrascht, sodass sie nicht mehr das tun konnte, was sie vorgehabt hatte. Die Vereinigung im See mit ihrem Ehemann konnte also nicht mehr stattfinden.

Nach ihrem Tod wurde sie also „an Land" beerdigt, aber ihr ruheloser Geist war noch in dem Hotel auf der Suche nach der Vereinigung mit ihrem Mann. Somit war sie dort als Poltergeist gesehen worden immer mal wieder als nasses Gespenst durch den Flur huschend. Einige Hotelgäste wurden dabei physisch nass und erschraken, weil sie nur den Windhauch und die Nässe spürten, aber nicht sehen konnten, wie die unsichtbare Frau durch die Flure hastete.

Gäste, die in dem Zimmer der Verstorbenen übernachteten, wurden nachts davon geweckt, dass sich die Dusche wie von selbst angestellt hatte. Bevor sie die Dusche wieder abstellen konnten, sahen sie oft eine Frau unter der Dusche, die aber verschwand, wenn sie das Wasser abstellten.

Da sich das herumsprach, wollte niemand mehr in diesem Zimmer übernachten. Vielleicht wurde sogar das Hotel gemieden.

Eine Hotelangestellte nahm sich vor, das Problem zu lösen. Sie las Literatur über Poltergeister, erfuhr, dass das unerlöste Seelen sind, die nicht zu dem Ziel gekommen sind, das sie sich unbedingt in den Kopf gesetzt hatten.

Sie übernachtete in dem Poltergeister Zimmer, hörte nachts die Dusche laufen, sah auch die Frau, die wie im Regenbogenlicht erschien und statt die Dusche abzustellen, fragte sie die Frau, wie sie erlöst werden könnte. Sie bat darum, im See versenkt zu werden.

Somit wurde eine Exhumierung und eine Seebestattung beantragt und diese Antrag wurde genehmigt. Manchmal sind Schweizer Behörden großartig!

Nachdem die Frau also im See „versenkt" worden war, ihr letzter Wille erfüllt war, gab es keine Erscheinungen mehr im Hotel und der Poltergeist wurde nicht mehr gesehen.

Mein Kommentar:
Großartig, dass sich die Hotelangestellte die Mühe gemacht hat, hinter die Wahrheit des Poltergeistes zu kommen und die Wunscherfüllung möglich gemacht hat. Großer Respekt vor solchen Heldentaten!

Fall 03 – Besuch vom lieben Gott

Edelgard (Name geändert), die sich zutiefst verbunden fühlte mit Sai Baba, die in den letzten Lebensjahren regelmäßig seinen Ashram in Indien für einige Wochen besucht hatte, und die sich genötigt sah, bewusst und voller Zuversicht, ja sogar mit einer freudigen Neugier aus ihrem abgewohnten Körper auszusteigen, erzählte mir eher beiläufig, aber doch distinguiert, dass sie Besuch von Gott gehabt habe. Er habe erst vor ihrem Fenster gestanden und sei langsam eingetreten, wobei der Raum dann vollständig erleuchtet war – ein einzigartig ergreifender Glücksmoment. Sie habe IHN fotografiert.

Ich verstand ihre Worte dahingehend, dass sie mich wieder trösten wollte – wie bei meinem Besuch in Steyerberg, im September, als wir uns bereits verabschiedet hatten. Als jüngeres Schwesterchen, über das ich als älterer Bruder die Aufsicht hatte, hatten wir nicht nur die Episoden unserer Kindheit aufleben lassen, sondern über die Abenteuer gesprochen, die ihr mit der Überquerung des Styx bevorstünden. Auf jeden Fall wollte Edelgard ihren Körper Mantras singend verlassen.

Ihre Freundinnen im Lebensgarten, die sie rund um die Uhr begleiteten, saßen in den letzten beiden Tagen singend bei ihr, und auch ein verständiger Arzt sorgte für ihre bewundernswerte, wenn auch schmerzgestillte Bewusstheit.

Mit der Todesnachricht, ihrer Aufbahrung in der Kapelle des Lebensgartens in Steyerberg, meiner dortigen Abschiednahme, meiner kleinen, tränenreichen Ansprache, und schließlich der gemeinschaftliche Ausstreuung ihrer Asche im Lebensgarten wusste ich sie anhand mehrerer sichtbarer Anzeichen – wohlbehalten.

In der Vorweihnachtszeit 2006 erhielt ich den Anruf von einer der Freundinnen von Edelgard, die meine Adresse haben wollte. Als sie zuletzt in der dortigen Drogerie gewesen war, sei sie angesprochen worden, dass ein Foto Auftrag auf den Namen Edelgard schon seit Wochen darauf warte, abgeholt zu werden. Sie habe daraufhin die Kosten beglichen, sowie Film und Fotos an sich genommen.

Einige Tage später, als ich Edelgards letzten Schnappschuss anschauen durfte, erinnerte ich mich unseres Telefonats, und konnte die letzte Aufnahme auf ihrem Film entsprechend zuordnen. Auf diese Weise erhielt auch ich an Weihnachten Besuch vom lieben Gott – wenn auch nur auf einem eindrucksvollen Foto, das unsere Tochter vergrößert hat. Es hat seinen Platz in meinem täglichen Arbeitsumfeld gefunden und erinnert mich an einen wunderbaren Menschen – und daran, dass Gott jederzeit überall eintreten kann.

In ihrem Abschiedsbrief kann man diese beeindruckenden Zeilen lesen:

...ich bereite mich auf das spannendste Abenteuer meines Lebens vor. Wenn Ihr diese Zeilen lest, werde ich meinen ruhebedürftigen Körper schon hinter mir gelassen haben. Ich wünsche mir, dass Ihr Euch von Herzen mit mir freuen könnt und ein schönes Fest miteinander feiert. Für den Fall, dass es Euch unvermeidlich erscheint, mir etwas Materielles nachzusenden, bitte ich um eine Spende für Sai Babas Augen- und Schulprojekte.

Seid gesegnet!
Edelgard
Oktober 2006

Auf dem Foto sieht man direkt hinter dem Fenster ein Kreuz, das nur aus Licht besteht, und in der Kreuzung eine Art blau rot gefärbte Blase, wie eine große Seifenblase. In dieser Blase erkennt man drei Kreise, der mittlere ist mit einer S – förmigen Linie in zwei Teile geteilt, genau wie beim Yin und Yang. Eine Hälfte blau, eine Hälfte weiß. Bei den Kreisen mögen auch die kreisrunden Blätter einer Pflanze mitgespielt haben, die vor dem Fenster in einer blauen Vase steht. Im Hintergrund sieht man eine grüne Wiese und die kahlen Äste von Bäumen, die im Herbst ihr Laub bereits abgeworfen haben.

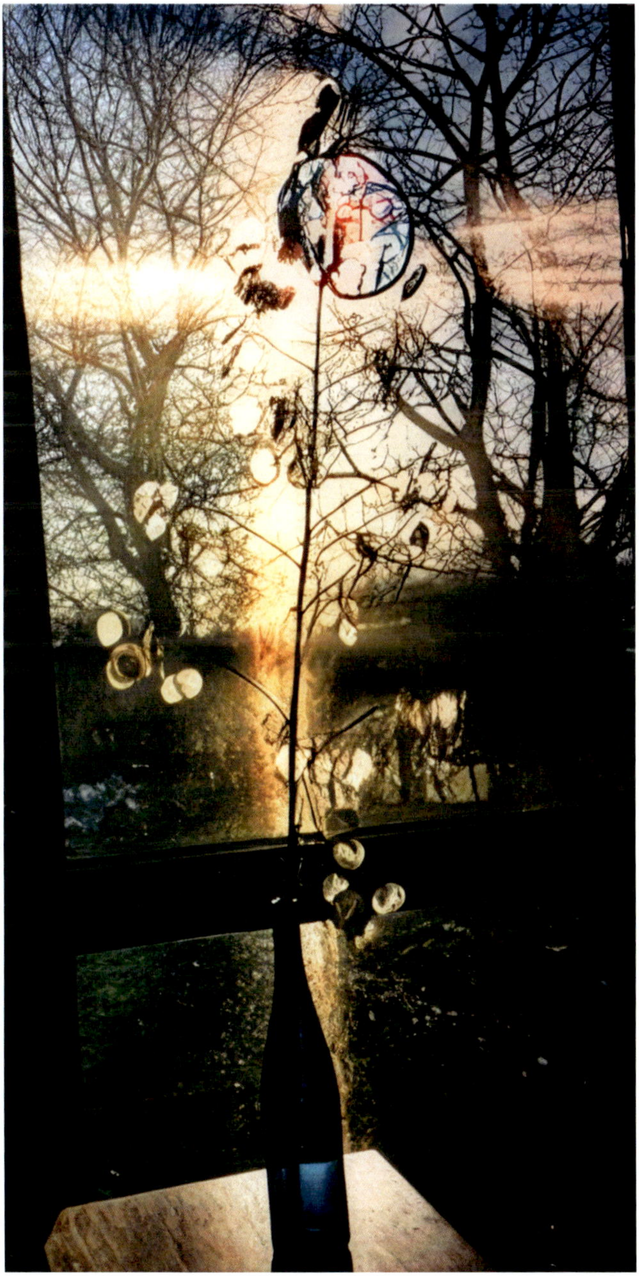

Literaturverzeichnis – Teil 04
Sterben und Tod, Nahtoderlebnisse

Kübler Ross, viele Titel, Interview mit Sterbenden

Moody, Raymond, Leben nach dem Tod

Lommel, endloses Bewusstsein

Dahlke, Rüdiger, die Liste vor der Kiste

Nachwort zur zweiten Auflage

Im Laufe der Jahre sammelten sich immer wieder Geschichten und Fälle an, in denen Alphatechniken angewendet wurden. Manchmal machte die Alphaarbeit den Hauptteil einer Sitzung aus, manchmal war sie der Schlüssel zu wichtigen und wirksamen homöopathischen Mitteln, manchmal war sie nur ein Nebenschauplatz.

Die Nachfrage nach Kursen mit Alphatechniken nimmt zu, und anstelle der verschiedenen Skripte ist es dann ein Gebot der Stunde, diese Skripte so zusammenzufassen, dass ein übersichtliches Ganzes entsteht, ein Buch.

Hinsichtlich der kausalen Mechanismen habe ich mich zurück gehalten, weil diese vermutlich noch wenig bekannt und erforscht sind. Es geht hier auch mehr um die Phänomenologie, also die Tatsache, dass vieles möglich ist, bei dem unsere Erklärungsmodelle noch nicht ausreichend ausgereift sind.

Hin und wieder werden homöopathische und kinesiologische Tätigkeiten eingeflochten, wenn es um eine Fallschilderung geht. Zwei oder drei Fälle sind schon veröffentlicht, so 211 und 215 im Buch Abenteuer Homöopathie, Band 3. Sie finden hier aber einen geeigneten Platz, auch wenn diese geringfügigen Wiederholungen zu anderen Büchern nicht völlig zu vermeiden sind. Hier gibt es also auch Überschneidungen.

Möge von diesem Buch viel spirituelle Inspiration ausgehen!

Heinrich Zeeden,
10.01.2026

Technische Daten

Zugang zu den Einzelmitteln und den Komplexmitteln

für Deutschland:
Burgapotheke
Frankfurter Str. 7, 61462 Königstein
Inhaber: Uwe Rose
Telefon 06174 - 9929500
c.voss@apotheke-koenigstein.de

Apotheke am Mainzerhofplatz
Mainzerhofplatz 14, 99084 Erfurt
Inhaberin: Jana Kanan
Telefon 0361 - 64 31 836
apo.mainzerhofplatz14@gmx.de

für Österreich:
RA - Essenzen
Baumgarten 20, A - 4209 Engerwitzdorf
Österreich
Inhaberin: Annette Rabeder
Telefon 0043 - (0)732 24 44 12
office@ra-essenzen.at
www.ra-essenzen.at

für die Schweiz:
Maria Zemp
Gütsch 12, CH - 6139 Willisau
Schweiz
0041 - (0) 79 - 422 03 79
mzemp@abix.ch

Informationen zu den Komplexmitteln:
Dr. med. Heinrich Zeeden
Poelring 26, 23560 Lübeck
Heinrich.Zeeden@gmx.de

Lieferbare Skripte

Bestellung beim Autor, Heinrich.Zeeden@gmx.de
und bei Annette Rabeder, office@ra-essenzen.at.

Alpha Kurs (10 Euro)
Alphatechniken, Einführung ins Thema (10 Euro) 2105
Alphatechniken in der homöopathischen Sprechstunde (10 Euro) 2021
Ausleitung (10 Euro)
Edelsteine in der Homöopathie (20 Euro)

Einstieg in die Homöo - Kinesiologie (10 Euro) 2015
EMDR (10 Euro)
Erklärungen zur Homöo - Kinesiologie (10 Euro)
Hausapotheke nach Dr. Zeeden (10 Euro)
Haut in der Homöopathie (05 Euro)

Die Homöo - Kinesiologie (20 Euro)
Die Homöo - Symptomologie (10 Euro) 2016
Kinesiologie, Einführungskurs (10 Euro)
Kinesiologie, diagnostisches und therapeutisches Werkzeug
Kinesiologische Mudratestung (Systematik) (20 Euro)

Kompendium der Komplexmittel (10 Euro) 2016
Krebsbehandlung in der Homöopathie - die Banerji Protokolle (10 Euro) 2018
Lieblingsfarbe und Schrift nach Dr. H. V. Müller (20 Euro)
Neue Mittel in der Homöopathie (30 Euro) 2015
Neuraltherapie (05 Euro)

Planeten und Sternzeichen in der Homöopathie (10 Euro)
Die Sehgal Methode (20 Euro)
Sucht aus homöopathischer Sicht (10 Euro)
Ultima Ratio (10 Euro)

Bücher von Heinrich Zeeden

www.dbusiness.de
Verlag insolvent, keine Buchbestellung möglich!

BoD, Bestellung über info@BoD.de
- Abenteuer Homöopathie Band 3 (19,90 Euro)
- Abenteuer Homöopathie Band 4 (19,90 Euro)

ctv verlag, Lübeck, Bestellung info@ctv-verlag.de
www.ctv-verlag.de/buecher/buecher-von-heinrich-zeeden

- Abenteuer Homöopathie Band 1 (29,90 Euro)
- Abenteuer Homöopathie Band 5 (25 Euro)
- Abenteuer Homöopathie Band 6 (29,90 Euro)
- Alphatechniken in der Homöopathie (25 Euro)
- Anekdoten im Spannungsfeld zwischen Homöopathie und Lebensweisheit (14,95 Euro)
- Alleinstellungsmerkmale in der Homöo - Kinesiologie (20 Euro)
- Die Homöo - Kinesiologie (29,90 Euro)
- Enttraumatisierung mit Homöopathie, Kinesiologie und EMDR nach Shapiro (25 Euro)
- Bewährte Indikationen - Weltmeistereigenschaften (20 Euro)
- Bewährte Indikationen, die Gefühlsmittel (25 Euro)
- Lebensweg und Lebenswerk, Autobiografie (25 Euro)
- Mit Lebensweisheit zu mehr Lebensqualität (25 Euro)
- HOM KIN für Kinder (25 Euro)
- HOM KIN für Tiere (29,90 Euro) Taschenbuch oder Spiralbindung (A4)
- Kompendium der Komplexmittel (25 Euro)
- Repetitorium der Homöopathie u. Homöo - Kinesiologie (29,90 Euro)

Ankündigung für weitere Bücher:

- Quantenphysik und Homöopathie
- Rezidivprophylaxe bei malignen Tumoren
- Antiaging in der Homöopathie

Lieferbare DVDs zu den Kursen

Bestellung beim Autor, Heinrich.Zeeden@gmx.de
und bei Annette Rabeder, office@ra-essenzen.at.

DVDs, die von Kursen aus dem Jahr 2010 erstellt wurden.
DVD - Herstellung: Sebastian Hirsch,
DVD - Vertrieb: Heinrich Zeeden und Annette Rabeder.

Alpha (01) (50 Euro)
Alpha (02) (50 Euro)
EMDR (50 Euro)
Homöo - Kinesiologie (50 Euro)

Kinesiologie (50 Euro)
Neue Mittel in der Homöopathie (50 Euro)
Sehgal Methode (50 Euro)
Sternzeichen und Planeten (50 Euro)

Lieferbare Musik - CD

komponiert von Heinrich Zeeden
Klavierstücke im klassischen Stil
Oliver Bunnenberg, Lübeck
Nina Buchholz, Querflöte, Lübeck

Kammermusik von Heinrich Zeeden,
2 Sonatinen für Flöte und Klavier,
Andantino für Flöte und Klavier, Klaviertrio, Kinderflötensonate
1 CD, Spieldauer 55 Minuten, (10 Euro)

Lieferbarer Kursmitschnitt auf USB Stick

EMDR Kurs, 3,5 Stunden Kursmitschnitt (90 Euro).

Lebenslauf von Dr. Heinrich Zeeden in Stichworten

1970 - 1976	Studium der Medizin in Tübingen, Saarbrücken, Wien und Lübeck.
1977 - 1979	Assistenzzeit in Chirurgie, Innerer Medizin, Tropenmedizin, Gynäkologie und Geburtshilfe für einen Einsatz in Tansania
1980 - 1981	Distrikthospital in Nzega, Tansania,
1981 - 1982	Missionshospital in Ndanda, Tansania
1982 - 1985	Dinslaken, Weiterbildung Innere Medizin,
1985	Praxisassistent, Landpraxis in Bosau / Plöner See
1985 - 1987	St. Andreasberg / Harz, Weiterbildung Innere Medizin, Schwerpunkt Magen - Darm / Gastroenterologie
1987 - 1990	Rheumaklinik Bad Bramstedt

Diplomabschlüsse in Neuraltherapie, Akupunktur und Naturheilkunde.

Leitende Funktionen:

1991 - 1996	Klinik Benediktusquelle, Ortenberg - Selters, Chefarzt des ärztlichen Dienstes der LVA (DRV) Hessen
1997 - 1998	Klinik Sonnenblick, Marburg, Oberarzt Innere Medizin
1998 - 2010	Kinzigtalklinik, Bad Soden - Salmünster, Chefarzt der internistischen Abteilung LVA (DRV) Hessen

Kursreferent für Neuraltherapie, Akupunktur, Homöopathie, Kinesiologie, EMDR, mentale Techniken und Homöo - Kinesiologie

2011 - 2023	private Praxis in Lübeck,
2023	Eröffnung einer Praxis für Lebensberatung
2025	Gründung der HOM KIN Akademie mit seiner Tochter Dr. Deborah Wolff

Danksagung

An dieser Stelle möchte ich wieder allen meinen Patienten und Bekannten danken, mit denen ich viele Erlebnisse teilen durfte, bei denen unsichtbare Energien im Spiel waren. Teilweise handelt es sich dabei um therapeutische Handlungen, aber bei einem unverkäuflichen Haus, einer festsitzenden Bremse oder einem Fernseher, der sich partout nicht ausstellen lässt, kann man ja nicht von einer konventionellen Therapie sprechen.

Danke an meine Kollegen, mit denen ich in Alphaseminaren interessante Erfahrungen austauschen durfte und neue Erkenntnisse gewinnen durfte. Danke auch an meine Tochter und homöo – kinesiologisch tätige Ärztin Dr. med. Deborah Wolff, mit der ich seit fünf Jahren gemeinsame Kurse durchführe und die an der Weiterentwicklung der Alphatechniken maßgeblich beteiligt ist.

Für die zügige Bearbeitung des Buches Alphatechniken in der Homöopathie geht mein herzlicher Dank an Herrn Carsten Tomkewicz vom ctv – Verlag in Lübeck.

Ein großer Dank geht an Johanna Meyer, die sich um die Bebilderung des ersten Teils gekümmert hat und meinen Band so erheblich bereichert und anschaulich gemacht hat.

Ein herzliches Danke an Norbert Neumann, der mir das Foto vom lieben Gott zur Verfügung gestellt hat.

Heinrich Zeeden,
Lübeck, den 13.01.2026